Dr. Christian Mehrkühler

Was ist Alkoholismus?

Buchreihe: Gesundheit und Medizin

Dr. Christian Mehrkühler

Was ist Alkoholismus?

Informationen für Betroffene,
Angehörige und Therapeuten

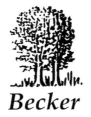

Becker

Die Deutsche Bibliothek – CIP-Einheitsaufnahme

Mehrkühler, Christian:
Was ist Alkoholismus? :
Informationen für Betroffene,
Angehörige und Therapeuten /
Christian Mehrkühler. – Marburg : Becker, 1999
(Buchreihe: Gesundheit und Medizin)
ISBN 3-929480-35-2

Dieses Buch ist auch als Hörbuch erhältlich.
Bitte machen Sie insbesondere blinde
und sehbehinderte Menschen darauf aufmerksam.

Verlag Hartmut Becker
Bücher zu Schlüsselfragen des Lebens
In den Borngärten 9
35274 Kirchhain

© 1999 Verlag Hartmut Becker, Kirchhain und Marburg
Gesamtherstellung und Umschlagbild: Hartmut Becker
Lektorat: Kerstin Bandow, Hartmut Becker
Reproduktion der Abbildungen,
Druck und Weiterverarbeitung:
Fuldaer Verlagsanstalt GmbH, Fulda
Alle Rechte vorbehalten.
Gedruckt auf chlorfrei gebleichtem Papier.
Printed in Germany.

Die Namen aller betroffenen Personen wurden geändert.

ISBN: 3-929480-35-2

Darum geht es in diesem Buch:

Neue repräsentative Untersuchungen belegen: Alkoholprobleme und Alkoholismus sind noch weiter verbreitet, als bisher bekannt war. Dennoch bekommen die meisten Menschen davon wenig mit; denn der schlechte Ruf der Krankheit Alkoholismus führt zu ihrer Verheimlichung. Es ist daher an der Zeit, daß wir alle endlich mehr über dieses brisante Thema erfahren!

Dr. Christian Mehrkühlers informatives Buch beantwortet folgende Fragen:

- Was ist eigentlich Alkoholismus?
- Ab welcher täglichen Trinkmenge ist Alkohol schädlich?
- Wie kommt es zur Abhängigkeit?
- Welche gesundheitlichen, seelischen und zwischenmenschlichen Folgen hat Alkoholismus?
- Gibt es verschiedene Trinkertypen? Was sind Spiegeltrinker, Quartalssäufer usw.?
- Warum wird jemand zum Alkoholiker? Welche Rolle spielen Kindheit, Persönlichkeitsentwicklung, familiäres Umfeld und genetische Ursachen?
- Wie können Angehörige mit der Situation umgehen und folgenschwere Fehler vermeiden? Was ist Co-Abhängigkeit?
- Woran sind Alkoholkranke erkennbar?
- Gibt es »kontrolliertes Trinken«?
- Ist Alkoholismus heilbar?
- Und vor allem: Welche Auswege aus der Sucht gibt es für Betroffene?

Hartmut Becker

»Wenn man auf dem Boden liegen kann,
ohne sich festhalten zu müssen,
ist man auch noch nicht betrunken.«

Dean Martin

Inhalt

Vorwort 9

1   Was ist Alkoholismus? **11**
1.1 Genuß – Mißbrauch – Abhängigkeit 13
1.2 Definitionen von Alkoholismus 15
1.3 Verbreitung der Krankheit 16
1.4 Trinkmengen 16

2   Warum ist Alkoholismus gefährlich? **19**
2.1 Medizinische Aspekte 20
2.2 Alkohol und Krebs 24
2.3 Alkoholentzug 24
2.4 Lebenserwartung 25
2.5 Psychische Aspekte 26
2.6 Soziale Aspekte 30
2.7 Alkoholismus und Selbstmord 33

3   Gibt es verschiedene Trinkertypen? **34**
3.1 Spiegeltrinker, Quartalssäufer & Co. 35
3.2 Vorformen des Alkoholismus 36

4	**Warum wird jemand zum Alkoholiker?**	38
4.1	Ursachen in der Persönlichkeit	38
4.2	Ursachen in der frühen Kindheit	39
4.3	Familiäre Ursachen	40

5	**Was ist Co-Abhängigkeit?**	42

6	**Woran sind Alkoholkranke erkennbar?**	48
6.1	Säuferlügen	49
6.2	Gute und schlechte Hinweise	49
6.3	Checkliste	54

7	**Wie können wir Betroffenen helfen?**	58
7.1	Verständnis statt Drohungen, Perspektiven statt Zurückweisung	58
7.2	Therapieverfahren	59
7.3	Selbsthilfegruppen	66
7.4	Medikamente	67

8	**Gibt es »kontrolliertes Trinken«?**	70

9	**Wie ist das mit Rückfällen?**	73

10	**Ist Alkoholismus heilbar?**	76

Lesehinweise (Auswahl) 79
Nützliche Adressen 91

Vorwort

Liebe Leserin, lieber Leser,

dieses Buch ist für alle gedacht, die sich für das Thema Alkoholismus interessieren – und das sollte angesichts der weiten Verbreitung der Krankheit eigentlich jeder sein.
   Besonders habe ich natürlich an diejenigen gedacht, die selbst ein Alkoholproblem haben. Das schließt auch Personen ein, die sich noch nicht sicher sind, ob sie als gefährdet oder sogar abhängig eingestuft werden müssen. Die Erläuterungen und Testbögen dieses Buches werden Ihnen hier ggf. Klarheit verschaffen.
   Weiterhin hatte ich auch immer die Menschen aus dem Umfeld Alkoholkranker im Blickfeld: die Partnerin bzw. den Partner, aber auch sonstige Angehörige, Freunde, Nachbarn, Arbeitskollegen, Arbeitgeber usw. Auch sie wissen meist zuwenig über die Krankheit und stehen daher in der Gefahr, schwerwiegende Fehler zu machen.
   Ein besonders wichtiges Problem ist dabei die Co-Abhängigkeit nahestehender Personen: Vor allem die Partnerin bzw. der Partner rutscht meist völlig unvorbereitet in eine Situation hinein, in der er oder sie das Verhalten des abhängigen Menschen ungewollt unterstützt – durch Verheimlichung, gutgemeinte Hilfen oder auch Drohungen, Beschimpfungen usw. Hier ist es besonders wichtig, Tips zu bekommen, welches Verhalten wirklich für alle Beteiligten hilfreich ist und aus dieser Verstrickung wieder herausführt.
   Natürlich liefere ich Ihnen auch Hinweise, welche konkreten Auswege aus der Sucht (wie Selbsthilfegruppen, Therapien und ggf. medikamentöse Unterstützung) es gibt und welche besonderen Chancen oder auch Stolpersteine die verschiedenen Wege bieten. Nicht jeder Weg ist für jeden Men-

schen und in jeder Situation richtig. Deshalb erhalten Sie – wo immer es möglich erschien – entsprechende Hinweise darauf, wie Sie den individuell passenden Weg finden können.

Der Anhangteil mit zahlreichen nützlichen Adressen bietet Ihnen konkrete Möglichkeiten der Kontaktaufnahme zu Selbsthilfegruppen und anderen Ansprechpartnern. Die Lesehinweise am Schluß des Buches weisen Ihnen Wege zu vertiefenden Informationen über Aspekte, die Sie besonders interessieren.

Ich selbst habe durch mein Studium, meine anschließende Arbeit als Wissenschaftler, meine umfassenden Gespräche mit Alkoholkranken und aufgrund persönlicher Erlebnisse in der nächsten Verwandtschaft einen Entwicklungsprozeß durchgemacht, der mir gezeigt hat, wie wichtig die Aufklärungsarbeit über Alkohol und die so weit verbreitete Alkoholkrankheit ist.

Als ich dann vergeblich nach einem Buch zu dem Thema suchte, das allgemeinverständlich und kompakt geschrieben ist, beschloß ich, diese Lücke zu füllen und selbst ein Buch über Alkoholismus zu verfassen. Ich hoffe, daß es dabei helfen wird, Wissensdefizite zu beseitigen, Vorurteile abzubauen und vielen Betroffenen sowie auch den Menschen im Umfeld Alkoholkranker zu helfen!

Christian Mehrkühler

1

Was ist Alkoholismus?

Könnten Sie spontan erklären, was Alkoholismus ist? Oder hätten Sie da ein paar Schwierigkeiten?

Fast jeder verknüpft mit Ausdrücken wie »Alkoholismus«, »Alkoholiker« und »Alkoholikerin« bestimmte Vorstellungen. Aber fragen Sie doch mal Ihre Bekannten, was sie genau darunter verstehen! Typische Antworten hören sich meist etwa so an: »Ach ja, Onkel Manfred war Alkoholiker! Der ist dann aber auch früh an Leberversagen gestorben. – Und unser Nachbar, der Franz, der hat sein ganzes Geld versoffen, hatte zum Schluß keinen Job mehr, keine Frau und erst recht keinen Führerschein!«

Alkoholiker – sind das nicht die, die billigen Korn trinken, in Fußgängerzonen sitzen, betteln und unter Brücken oder auf der Parkbank schlafen?

Das kann aber nur die Spitze des Eisbergs sein, denn anderenfalls bleibt der medizinisch belegte hohe Anteil von alkoholkranken Menschen an der Gesamtbevölkerung unerklärlich.

Eine im Auftrag des Bundesgesundheitsministeriums durchgeführte repräsentative Erhebung zum Suchtmittelgebrauch in Deutschland kam zu dem Ergebnis, daß in der Altersgruppe der 18- bis 69jährigen bei insgesamt 7,6 Millionen Alkoholmißbrauch vorlag und darüber hinaus 1,7 Millionen eine massive Abhängigkeit aufwiesen.

Eine von einer Pharmafirma 1998 durchgeführte repräsentative Untersuchung kam teilweise zu noch höheren Zahlen. Die Ergebnisse solcher Untersuchungen unterscheiden sich teilweise erheblich, was vermutlich vor allem mit der hohen Dunkelziffer der heimlich trinkenden Personen zusammenhängt.

Die meisten Menschen benutzen Begriffe wie »Alkoholiker« und »Alkoholismus« im Alltag, ohne genau zu wissen, was darunter zu verstehen ist; und wie wir noch sehen werden, ist es selbst für medizinisch oder psychologisch geschulte Personen nicht gerade leicht, die Alkoholkrankheit zu beschreiben oder zu erkennen.

Trotzdem oder gerade deshalb gibt es einiges, was jeder über Alkoholismus wissen sollte – insbesondere natürlich, wenn er in seinem Umfeld Menschen mit Alkoholproblemen kennt. Und natürlich auch, wenn er glaubt, selber gefährdet oder abhängig zu sein.

Allem voran die wichtigste Botschaft dieses Buches: Menschen mit Alkoholproblemen kann geholfen werden! Denn Alkoholismus ist keine angeborene Charaktereigenschaft und ebensowenig ein hoffnungslos stimmender Schicksalsschlag. So zahlreich, wie die Erscheinungsformen sind, so zahlreich sind auch die Möglichkeiten und Perspektiven für Alkoholkranke, aus ihrer Sucht auszubrechen!

Dieses Buch erklärt, was Alkoholismus ist, woran wir ihn erkennen und wie wir Betroffenen helfen können. Neben medizinischen und psychischen Aspekten werden wir uns auch mit sozialen Problemen befassen, immer mit dem Blick auf die Frage: Was kann ich hier und jetzt ganz konkret tun?

Und noch etwas: Alkoholismus ist fast immer ein schleichender Prozeß – schleichend im doppelten Sinne: Erstens verläuft er langsam, Schritt für Schritt; und zweitens vollzieht er sich meistens im Verborgenen. Neben sozialen Kontakten und der Gesundheit geht dabei aber auch immer mehr die Leistungsfähigkeit des Betroffenen zurück. Das zeigt sich besonders am Arbeitsplatz. Arbeitgeber, die ihrem Betrieb etwas Gutes tun wollen, tun am besten auch ihren alkoholkranken Mitarbeitern etwas Gutes: Sie sprechen mit ihnen, helfen ihnen und gönnen ihnen eine Behandlung oder Kur; denn der einmalige Arbeitsausfall wiegt ungleich weniger schwer als jahrzehntelange Arbeit mit halber Kraft!

1.1 Genuß – Mißbrauch – Abhängigkeit

Jeder weiß, daß Alkohol ein weitverbreitetes Genußmittel ist; und es gibt kaum eine Gelegenheit, zu der Alkohol nicht passen würde: vom Sekt für den Kreislauf, Kognak gegen die Kälte oder dem Underberg für den Magen bis hin zu Champagner, Bier und Wein zu geselligen Anlässen aller Art. Deshalb fällt es schwer, eine Grenze zu ziehen, ab der Alkohol plötzlich kein Genuß mehr sein soll. Die Kette

$$\text{Genuß} \rightarrow \text{Mißbrauch} \rightarrow \text{Abhängigkeit}$$

ist jedoch eine grobe, aber dennoch nützliche Konstruktion, den Grad einer möglichen Alkoholkrankheit zu bestimmen.

Genuß ist das, was die meisten von uns dazu führt, Alkohol zu trinken. Alter Kognak oder edler Wein ist nach einem harten Arbeitstag eine angenehme Belohnung; und gegen Sommerhitze im Biergarten oder zum Wurstsalat gibt es kaum etwas Besseres als ein kühles Weißbier.

Normalerweise wird derjenige, der bereits beim Mißbrauch angekommen ist, weiterhin auf den Genuß hinweisen. Nur ist der Alkohol für ihn längst mehr als nur Genuß! Er wird in diesem Stadium eher wie ein Medikament eingesetzt, um Probleme wegzutrinken (ohne daß sie wirklich verschwinden). Wir kommen bei der Frage »Warum wird jemand zum Alkoholiker?« noch ausführlicher auf diese Tendenz zu sprechen.

Wird dann aus Mißbrauch Abhängigkeit, ist der Betroffene nicht mehr in der Lage, den Alkohol nur als Problemlöser einzusetzen, sondern braucht den Stoff auch ohne besondere Probleme. Neben dem seelischen Verlangen tritt zunehmend die körperliche Abhängigkeit in den Vordergrund. Entzugserscheinungen und Toleranzentwicklung (Gewöhnung) sind charakteristische Symptome von Abhängigkeit.

Leider wird Alkoholismus erst in diesem Stadium als Krankheit angesehen und von den Krankenkassen als behandlungsbedürftig akzeptiert. Oft wäre es freilich für die Betroffenen mit bedeutend weniger gesundheitlichen und sozialen Konsequenzen verbunden, wenn sie den Absprung schon eher schaffen könnten!

Unterschied zwischen Mißbrauch und Abhängigkeit	
Alkoholmißbrauch	Konsum von Alkohol in unangemessenen Situationen (Straßenverkehr, Arbeitsplatz, Schwangerschaft) oder in solchen Mengen, daß er zu körperlichen, seelischen oder sozialen Schäden führt.
Alkoholabhängigkeit	Konsum von Alkohol mit Auftreten von körperlichen Symptomen (Toleranzentwicklung/Dosissteigerung und Entzugssymptomen) und psychischen Symptomen (Kontrollverlust nach dem ersten Glas, Zentrierung des Denkens und Handelns auf Alkohol).

1.2 Definitionen von Alkoholismus

Alkoholismus ist seit den 60er Jahren weltweit als Krankheit anerkannt. Da es sich aber um ein so komplexes Phänomen handelt, das in höchst unterschiedlichen Ausprägungen existiert, ist es schwer, eine einheitliche Beschreibung zu finden. Eine ältere und noch immer akzeptierte Definition lieferte E. M. Jellinek:

»*Unter Alkoholismus versteht man jeglichen Gebrauch von alkoholischen Getränken, der einem Individuum oder der Gesellschaft oder beiden Schaden zufügt.*«

Außerdem existiert eine Definition der Weltgesundheitsorganisation, WHO:

»*Alkoholiker sind exzessive Trinker, deren Abhängigkeit vom Alkohol einen solchen Grad erreicht hat, daß sie deutliche geistige Störungen oder Konflikte in ihrer körperlichen und geistigen Gesundheit, ihren mitmenschlichen Beziehungen, ihren sozialen und wirtschaftlichen Funktionen aufweisen; oder sie zeigen Vorzeichen einer solchen Entwicklung, daher brauchen sie Behandlung.*«

Wie man sieht, geht es in beiden Beschreibungen nicht so sehr um die Trinkmengen als vielmehr um die Folgen des Alkoholkonsums. Es ist nicht möglich, von einem einmaligen Vollrausch eines Menschen auf seine Abhängigkeit zu schließen; und erschwerend kommt hinzu, daß Alkoholkranke um so mehr zum Verheimlichen neigen, je tiefer sie in ihre Sucht verstrickt sind. Aber die Folgen ihrer Krankheit sind auch für Außenstehende zu erkennen. Wir werden bei der Frage »Woran sind Alkoholkranke erkennbar?« darauf zurückkommen.

Die meisten Alkoholkranken sind keineswegs asozial und obdachlos, und sie stinken auch nicht dauernd nach Schnaps.

Vielmehr sind sie Menschen, die psychische und körperliche Probleme durch Alkohol haben, die man nicht unbedingt auf den ersten Blick sehen kann. So mancher von ihnen lebt in einer intakten Familie und hat einen guten Job, lebt aber unerkannt in einem tiefen inneren Gefängnis.

1.3 Verbreitung der Krankheit

Betrachten wir die weite Verbreitung der Alkoholkrankheit in der Bevölkerung, wird sehr schnell klar, daß Alkoholismus keine Randerscheinung in unserer Gesellschaft ist. Umfragen und Untersuchungen kommen zwar zu unterschiedlichen Ergebnissen, und ein besonders schwieriges Problem bei dieser Thematik ist zweifellos die hohe Dunkelziffer der Betroffenen; dennoch weisen neuere Ermittlungen darauf hin, daß der Anteil der Alkoholabhängigen und Gefährdeten in der Bevölkerung bei ungefähr 10 % liegt.

Stellen Sie sich einmal vor: Etwa jeder zehnte Mensch, den Sie kennen, hat – zumindest statistisch gesehen – ein Alkoholproblem! Und das dürfte dann natürlich im großen und ganzen z. B. auch für die Belegschaften großer Unternehmen gelten.

Sagen Sie jetzt nicht: »Dann hätten ja überall um mich herum, in der Familie und im Betrieb, alle möglichen Leute ein Problem mit dem Trinken!«! Bitte ignorieren Sie die Zahlen nicht! Die Zahlen stimmen! Die Betroffenen sind das Problem!

1.4 Trinkmengen

Alkohol wird nach dem Trinken über Mund, Magen und Darm in die Blutbahn aufgenommen. Von da gelangt er in alle Organe. Vor allem im Gehirn »wirkt« er; in der Leber wird er wieder abgebaut. Die Abbaugeschwindigkeit erfolgt unabhängig von der aufgenommenen Menge. Pro Stunde werden etwa 0,15 ‰ oder 7,5 g abgebaut. Bei längerem hohem Alkoholkonsum produziert der Körper Enzyme, die den Abbau bei hoher Konzentration beschleunigen. Im Höchstfall kann der Körper etwa die Alkoholmenge, die ihm mit einem Liter Schnaps pro Tag zugeführt wird, wieder abbauen. Wer behauptet, mehr zu verkraften, lügt ganz einfach. Bei geschädigter Leber ist der Abbau verzögert. Entgegen einer weitverbreiteten Meinung beschleunigen Fieber, Schlaf, Bewegung oder Kaffee den Alkoholabbau nicht.

Auch wenn über die Trinkmenge nicht direkt die Diagnose »Alkoholismus« gestellt werden kann, so erhellt sie doch, inwieweit sich der Konsument gefährdet:

Ein gesunder erwachsener Mann muß davon ausgehen, daß er über einen Zeitraum von mehreren Jahren nicht mehr als ca. 60 g reinen Alkohols am Tag zu sich nehmen darf, ohne sich körperlich zu schädigen. Das entspricht etwa 1,5 l Bier, 0,7 l Wein oder 0,2 l Schnaps.

Frauen bekommen schon bei über 20 g pro Tag (also 0,5 l Bier, 0,2 l Wein oder 0,06 l Schnaps) mit Sicherheit Gesundheitsprobleme. Bei Jugendlichen und Kindern liegt die Grenze noch darunter.

60 g pro Tag für Männer und 20 g pro Tag für Frauen! Das sind die äußersten Grenzen der optimistischsten Statistik, an denen mit Sicherheit die gesundheitliche Schädigung beginnt! Diese Mengen werden von Alkoholkranken jedoch oft falsch interpretiert. Die Zahlen sagen *nicht* aus, daß Alkoholkonsum unterhalb dieser Grenzen ungefährlich ist. Je nach Konstitution kann auch schon ein geringerer Konsum die Gesundheit gefährden. Auch besagen diese Zahlen *nicht*, daß niedrigerer Konsum beweist, daß jemand *kein* Alkoholproblem hat. Und sie sagen auch nichts über die psychischen und sozialen Folgen des Trinkverhaltens aus.

Warum Frauen nur ⅓ der Menge vertragen, die Männer trinken können, ist mehrfach untersucht worden. Diese Unterschiedlichkeit wird auf andere Leber-Enzyme, Abbauraten und hormonelle Unterschiede zurückgeführt. Der genaue Mechanismus ist bis heute nicht vollständig geklärt.

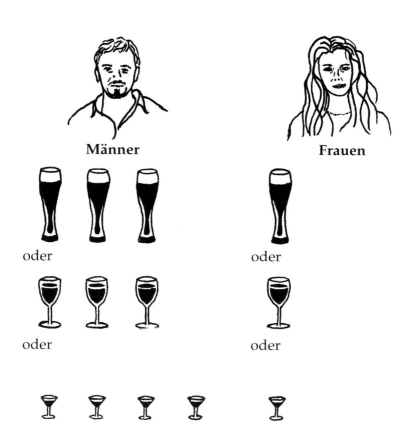

**Gefährdungsgrenzen
bei täglichem Alkoholkonsum**

Männer   Frauen

oder   oder

oder   oder

2

Warum ist Alkoholismus gefährlich?

Seien wir mal ehrlich: Eigentlich macht es doch viel Freude, Alkohol zu trinken! Und auch beschwipst zu sein ist manchmal recht angenehm ... Manche Ideen kommen einem erst in angetrunkenem Zustand. Und eine Party ohne Alkohol ist für viele Menschen kaum vorstellbar. Deshalb fällt es uns erst einmal gar nicht so leicht einzusehen, warum Alkohol schädlich sein soll. Aber im Gegensatz zu Alkoholkonsum ist Alkoholismus eine Sucht und eine Krankheit; und die Betroffenen leiden mehr oder weniger offen unter den mannigfaltigen Folgen ihres Handelns.

Entsprechend dem Krankheitsstadium treten dabei unterschiedliche körperliche Symptome gehäuft auf. Das reicht von Magenbeschwerden und Händezittern bis hin zur bekannten Säuferleber. Daneben treten aber auch immer stärker Probleme mit dem sozialen Umfeld in den Vordergrund. Je mehr die Gedanken um Alkohol kreisen, um so mehr ändert der Alkoholkranke auch sein Verhalten. Totale Isolation und eine drastisch verringerte Lebenserwartung sind die Endpunkte dieser Entwicklung.

Im Folgenden sollen einige typische Auswirkungen übermäßigen Alkoholkonsums auf die körperliche, psychische und soziale Gesundheit beschrieben werden. Und – wir erinnern uns – übermäßiger Alkoholkonsum beginnt bei Männern spätestens bei 60 g und bei Frauen bei 20 g pro Tag.

2.1 Medizinische Aspekte

Viele Drogen und Medikamente wirken in sehr geringen Mengen und nur auf ganz bestimmte Zellen im Körper. Alkohol ist im Gegensatz dazu eine sehr unspezifisch wirkende Substanz. Neben der Erhöhung des Allgemeinbefindens wirkt er auf alle Organe.

Zum Vergleich: Die meisten Psychopharmaka werden in Dosierungen von 5 bis 100 mg (tausendstel Gramm) verschrieben; und auch die meisten bekannten Drogen entfalten ihre Wirkung bei Aufnahme im Milligrammbereich. Der Raucher einer Zigarette nimmt beispielsweise bis zu ungefähr 3 mg Nikotin zu sich. LSD wirkt sogar schon in Mengen im Mikrogrammbereich. (Ein Mikrogramm [µg] ist ein millionstel Gramm!)

Alkohol muß dagegen in Dosen von mindestens 10 g (soviel ist etwa in einem halben Glas Bier) aufgenommen werden, um eine spürbare Anfangswirkung zu zeigen. Er hat deshalb eine vergleichsweise große Anzahl von ungewollten Nebenwirkungen.

Betroffen von diesen Nebenwirkungen ist fast der ganze Körper. Besonders die Verdauungsorgane, die Leber, die Bauchspeicheldrüse und die Nerven reagieren schon bald auf die permanente Vergiftung. Wir können zwischen Frühschäden, die schon nach wenigen Monaten oder Jahren auftreten (und bei Abstinenz rückbildungsfähig sind), und Spätschäden, die sich nie mehr zurückbilden, unterscheiden. Wer regelmäßig größere Mengen trinkt, leidet nach wenigen Jahren zumindest an einigen der in der folgenden Tabelle aufgeführten Symptome.

Typische körperliche Alkohol-Folgekrankheiten		
Organ	**Symptome**	**Medizinische Bezeichnung**
Nerven	Taubheit oder Kribbeln in den Händen und Beinen	Polyneuropathie
Magen	Magenschmerzen, Völlegefühl, Brechreiz	Gastritis, Reflux-ösophagitis, Mallory-Weiss-Syndrom, Ulkus
Darm	Durchfall, Verstopfung	Diarrhöe, Obstipation
Hände	Händezittern (ein feinschlägiges Zittern, das in der Bewegung stärker wird)	Tremor
Gehirn	Siehe psychische und soziale Aspekte (S. 26 ff.).	Korsakow-Syndrom, Wernicke-Enzephalopathie, Ataxie, Somnolenz
Bauchspeicheldrüse	Lange keine Symptome	Pankreatitis, Diabetes mellitus
Leber	Lange keine Symptome	Fettleber, Leberzirrhose, Alkohol-Hepatitis

Diese Krankheiten sind Ausdruck veränderter oder abgestorbener Zellen im Körper. Auch das Gehirn bleibt davon nicht verschont. Degenerierte Gehirnzellen äußern sich vor allem in verändertem Denken und Verhalten. Wir kommen bei den psychischen und sozialen Aspekten der Sucht noch darauf zu sprechen.

Eine Reihe von körperlichen Krankheitssymptomen bleibt oft lange Zeit verborgen. Erst wenn der Alkoholkonsum die Schwelle vom Mißbrauch zur Abhängigkeit überschritten hat, werden Folgeschäden immer deutlicher. Meist werden sie dann mehr durch Zufall bei einer ärztlichen Untersuchung festgestellt. Besonders Veränderungen der Leber und anderer innerer Organe verursachen bis zuletzt keine Schmerzen oder andere äußere Anzeichen. Da der Betroffene sein Trinkverhalten in der Regel verheimlicht, hat es ein Arzt schwer, die Diagnose »Alkoholismus« zu stellen.

Dabei kann eine *gezielte* medizinische Untersuchung sehr früh und recht eindeutig Alkoholmißbrauch nachweisen, und zwar unabhängig vom aktuellen Alkoholspiegel im Blut. Auch tage- und wochenlang zurückliegender übermäßiger Konsum hinterläßt deutliche Spuren im Körper. Bei den Leberwerten, gemessen an einer Blutprobe, gilt ein Ergebnis von über 28 bei Männern und über 18 bei Frauen (gemessen in Units/l, bekannt als γ-GT oder »Gamma-GT«) als besorgniserregend.

Neuerdings wird auch CDT (eine Eiweißverbindung im Blut) zum Nachweis herangezogen. CDT eignet sich besonders gut, länger zurückliegenden erhöhten Konsum zu untersuchen. Aber Vorsicht: Alle Indizien können auch Ausdruck anderer Krankheiten sein! Ob eventuell eine andere Ursache vorliegt, müssen ggf. weitere internistische und neurologische Untersuchungen klären. Beim medizinischen Nachweis eines erhöhten Alkoholkonsums hat ein Betriebsarzt ohne Einwilligung des zu Untersuchenden allerdings nur sehr beschränkte Befugnisse.

Hier stellt sich vielleicht die Frage, warum nicht alle Menschen gleich auf Alkohol reagieren. Aber so, wie sich die Menschen äußerlich unterscheiden, ist auch die Funktionsweise und Stabilität ihrer inneren Organe verschieden. Wo der Alkohol zuerst Schäden verursacht, ist sehr unterschiedlich. Nur eines ist sicher: Ohne körperliche Veränderungen kommt niemand davon!

Noch ein Wort zur Leber! Sie ist das Organ, das sich mit dem Abbau des Alkohols und der Entgiftung des Körpers beschäftigen muß. Wird sie ständig mit großen Mengen des Körpergiftes zugeschüttet, verändert sie sich im Laufe der Zeit.

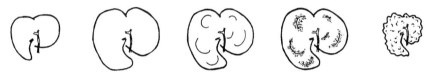

Gesunde Leber → Vergrößerung → Verfettung → Entzündung → Zirrhose

Während sich die ersten Erkrankungsstadien bei anhaltender Abstinenz noch zurückbilden können, ist die Leberschrumpfung (»Leberzirrhose«) nicht mehr rückgängig zu machen. Die Leberzellen sind abgestorben, das Organ kann nie wieder seine gesunde Funktion ausüben. Was die angegriffene Leber an Verdauungsgiften nicht mehr abbauen kann, belastet zunehmend das Gehirn. Und wenn die Leber mehr und mehr durch Bindegewebe verstopft wird, sucht sich das Blut einen neuen Weg durch den Körper. Von dadurch aufgedunsenen Bäuchen (»Ascites«), Krampfadern in der Speiseröhre (»Ösophagusvarizen«) und vergrößerten Gefäßen unter der Haut (»Medusen-Haupt«) existieren sehr häßliche Bilder. Wer sie sehen möchte, findet sie in jedem Pathologiebuch unter der Rubrik »Leberschäden«. Ösophagusvarizen können spontan platzen und führen bei manchen Alkoholikern zum frühen Tod durch Blutsturz. Im Endstadium der Leberzirrhose fällt der Patient in ein Leberkoma und stirbt.

Schon 100 g Alkohol täglich, über 5 Jahre getrunken (das sind 2,5 l Bier, 1,2 l Wein oder 0,3 l Schnaps), erhöhen bei Männern das Zirrhoserisiko auf das Zehnfache. 240 g (das entspricht 6 l Bier, 2,8 l Wein oder 0,7 l Schnaps) erhöhen es auf das Hundertfache. Bei Frauen ist die Zirrhosegefahr bereits bei einer Tagesdosis von 70 g (also 1,8 l Bier, 0,8 l Wein oder 0,2 l Schnaps) um das Hundertfache erhöht.

2.2 Alkohol und Krebs

Alkohol, besonders hochprozentiger, reizt die Mundschleimhaut, die Speiseröhre, den Magen und den Darm. Daraus resultiert ein erhöhtes Krebsrisiko dieser Organe. Wenn langanhaltender hoher Konsum die inneren Organe schädigt, steigt auch die Wahrscheinlichkeit, an Leber- und Bauchspeicheldrüsenkrebs zu erkranken. Da auch andere Umstände Krebs verursachen können, ist im Einzelfall eine exakte Ursachenzuweisung schwierig. Statistiken belegen jedoch bei Alkoholikern ein deutlich erhöhtes Krebsrisiko.

2.3 Alkoholentzug

Eine weitere gefürchtete Folge der Sucht entsteht beim Alkoholentzug. Dabei zeigt sich, daß Alkohol nicht nur psychisch abhängig macht, sondern auch körperliche Abhängigkeit bewirkt. Trinken Alkoholkranke stunden- oder tagelang keinen Alkohol, stellen sich bei ihnen körperliche Entzugserscheinungen ein. Das reicht – je nach Krankheitsstadium – von starker Unruhe, Schlafstörungen, Zittern, starkem Schwitzen und Kreislaufstörungen bis hin zu Halluzinationen, epileptischen Anfällen und Bewußtseinsstörungen. Eine der schlimmsten Folgen, das *Delirium tremens,* kann unbehandelt durch einen Kreislaufzusammenbruch sogar zum Tode führen. Weil auch die Gier nach Alkohol (der »Saufdruck«, »craving«) beim Entzug unkontrollierbare Ausmaße annimmt, ist es für alkoholkranke Menschen fast unmöglich, den Entzug allein durchzustehen. Die meisten Krankenhäuser bieten deshalb Entzugswilligen die Möglichkeit, diese Phase von etwa fünf bis zehn Tagen in einem geschützten Rahmen durchzustehen.

2.4 Lebenserwartung

Noch eine letzte Bemerkung zu den körperlichen Folgen des Alkoholmißbrauchs: Während die Lebenserwartung zur Zeit bei Männern 73 Jahre und bei Frauen 80 Jahre beträgt, sterben Alkoholikerinnen und Alkoholiker, die nicht mit dem Trinken aufhören, im Durchschnitt 23 bis 24 Jahre früher. Wenn wir zudem bedenken, in welchem Zustand Betroffene große Teile ihres Lebens verbringen (nämlich betrunken), zeigt sich die ungeheure Macht, die Alkohol auf Menschen ausüben kann, sehr deutlich.

Kurz erwähnt und kommentiert sei hier noch die verbreitete These, daß Alkohol – besonders Rotwein – vor Arteriosklerose schützen und somit lebensverlängernd wirken könne. Dieser noch nicht endgültig geklärte Effekt tritt jedoch allenfalls bei sehr geringen Alkoholmengen in den Vordergrund. Schon ab drei Gläsern Wein pro Tag überwiegt der schädliche Einfluß des Alkohols deutlich. Der »gesunde Wein« wird jedoch von vielen Menschen benutzt, um Mißbrauch zu kaschieren.

2.5 Psychische Aspekte

Wenn man einmal von den geschmacklichen Motiven absieht, wird Alkohol vor allem wegen seiner Wirkungen auf die Psyche getrunken. Und da verursacht er auch zuerst Veränderungen. Ob und wann diese Veränderungen zu einem Problem werden, hängt von vielen Faktoren ab. Die Gedanken von Suchtkranken zeigen dann jedoch eine bemerkenswerte Ähnlichkeit. Lassen wir zunächst einen Betroffenen zu Wort kommen:

Herbert, 34: »*Ich habe eigentlich fast dauernd an Alkohol gedacht, auch, wenn ich nüchtern war. Jede Wahl, die ich getroffen habe, wurde vom Alkohol mit beeinflußt. Alle meine täglichen Entscheidungen mußten unter der Vorgabe gemacht werden, der Sucht genügend Raum zu lassen. Immer mußte ich genügend Stoff im Haus oder in der Nähe lagern, der Tag wurde mit Blick auf den Alkohol geplant, die Probleme mit dem Alkohol wurden verdrängt, alle Beziehungen habe ich auf den Alkohol abgestimmt. Es war eine eigene Welt, in der ich lebte.*«

Bei den psychischen Folgeerscheinungen von übermäßigem Alkoholkonsum muß man zwischen akuten und chronischen Symptomen unterscheiden. Die akuten Symptome von Alkohol kennt praktisch jeder. Jeder weiß, daß er im Rausch anders reagiert als nüchtern: enthemmter, unkritischer, entspannter und zuweilen auch aggressiver. Oder er fühlt sich – sehr subjektiv allerdings – nach ein, zwei Gläsern plötzlich viel kreativer und voller Schaffensdrang. Das hängt mit der Unterdrückung von hemmenden Nervenimpulsen im Gehirn zusammen.

Alle diese Veränderungen hören auf, sobald die Wirkung der Droge nachläßt. Nach großen Alkoholmengen macht sich dann der berühmte Kater breit, teilweise aufgrund der akuten

Vergiftung durch die Abbauprodukte des Alkohols, teilweise aber auch, weil die euphorische Stimmung plötzlich wie weggeblasen ist.

Einige überwiegend psychische, aber schon chronische Folgen von übermäßigem Alkoholkonsum treten schon nach mehreren Monaten auf. Schlafstörungen, unbegründete Angstzustände, auffällige Wutausbrüche oder der Hang, sich immer mehr zurückzuziehen, sind typische Symptome. Gleichzeitig kreisen die Gedanken immer häufiger um das Thema Alkohol; und die Betroffenen verlieren zunehmend die Fähigkeit, ihren Konsum zu kontrollieren.

Spricht man einen Alkoholgefährdeten auf sein Problem an, so kann man sicher sein, daß er alles leugnet und die vernünftigsten Gegenargumente vorbringt. »Dschungellogik« nennt man so etwas, und es ist ein wichtiges Indiz für eine beginnende Abhängigkeit. Wer keine Probleme mit Alkohol hat, gibt gerne zu, mal einen über den Durst getrunken und einen Rausch gehabt zu haben. Wir kommen bei der Frage »Woran sind Alkoholkranke erkennbar?« noch auf dieses Verhalten zurück.

Jahrelanger Alkoholmißbrauch verändert die Psyche nicht nur für den Moment, sondern auch auf lange Sicht. Daran sind die Veränderungen der Nervenzellen, ihr fortschreitender Abbau und die Umstrukturierung ihrer Vernetzung schuld. Auf diese Weise zerstört Alkohol zunehmend auch das Gehirn. Und da sind sich zumindest die Anatomen einig: Das Gehirn ist der Sitz dessen, was wir »Seele« nennen.

Eine der medizinischen Folgen der Alkoholsucht macht das sehr deutlich: Die *Polyneuropathie,* eine körperliche Erkrankung vieler langjähriger Alkoholiker, ist eine Folge degenerierter Nerven, und zwar vor allem der peripheren Nerven, die im Körper für Bewegungen und Empfindungen zuständig sind. Ein unsicherer Gang, Zittern und Schmerzen in den Beinen sind die Folge. Wenn freilich diese Nerven bereits geschädigt sind, dann haben die Nerven im Gehirn natürlich genauso gelitten! Allerdings verursachen sie keine Schmerzen, und das Ausmaß ist nicht so offensichtlich. Ein Trost dabei ist, daß diese Schäden bei Abstinenz zum Teil umkehrbar sind.

Zuerst bilden sich nur die feinen Seitenäste der Neuronen (Nervenzellen) zurück, und die Vernetzungen werden weniger zahlreich. Erst zuletzt stirbt der Nerv ganz ab. Dann hilft allerdings kein Mittel und keine Frischzellenkur mehr! Nervenzellen haben die Fähigkeit, sich zu teilen, sich also neu zu bilden, im Laufe der Embryonalentwicklung verloren.

Drei der schlimmsten Degenerationserscheinungen des Gehirns seien im Folgenden aufgeführt:

Die erste ist das *Korsakow-Syndrom*. Es tritt häufig erst nach jahrzehntelangem Mißbrauch auf und führt zu immer stärkerer Orientierungslosigkeit in Raum und Zeit. Das Langzeitgedächtnis ist stark beeinträchtigt, die Patienten neigen zum Fabulieren, wenn man sie nach der Vergangenheit befragt.

Die zweite mögliche Folge von alkoholbedingten Hirnschäden ist die *Wernicke-Enzephalopathie*. Auch sie tritt meist erst nach langem exzessiven Mißbrauch auf. Die Augenmuskeln sind gelähmt, die Körperbewegungen stark gestört, und die Patienten schlafen unnatürlich lange.

Die dritte psychische Folgeerkrankung von übermäßigem Alkoholkonsum, die *Alkohol-Halluzinose*, kann auch relativ junge Trinker treffen. Anscheinend gibt es Menschen mit einer Disposition für diese ausgesprochen unangenehme Krankheit. Den Betroffenen erscheinen Stimmen – meist von bedrohlichem und beschimpfendem Inhalt –, sie spüren eingebildete Körperempfindungen oder sehen Bilder, die an die berühmten »weißen Mäuse« erinnern. Manchmal bilden sich die Symptome bei Abstinenz zurück; man sagt aber, wer nach sechs Monaten noch nicht beschwerdefrei sei, werde sie wahrscheinlich nie wieder los. Auch von kribbelnden Tieren unter der Haut, die natürlich nicht existieren, aber als solche wahrgenommen werden, wird berichtet. Solche Patienten fallen häufig dadurch auf, daß sie parasitologische Institute aufsuchen oder ihre Kleider irgendwo im Wald verbrennen.

Eine weitere psychische Komponente der Sucht sollte man nicht vergessen. Niemand wird freiwillig und grundlos Unmengen einer bekanntermaßen giftigen Substanz zu sich nehmen. (Zumindest in der Anfangsphase ist der Konsum ja noch freiwillig.) Das heißt: Wer Alkohol in übermäßigen Mengen trinkt, hatte wahrscheinlich schon vorher psychische Probleme und hat versucht, diese mit Alkohol zu lösen – oder zu verdrängen. Wir haben es also insgesamt mit mindestens vier psychischen Komponenten zu tun:

- Kontrollverlust, also der Unfähigkeit, nach einem Glas wieder aufzuhören,
- Einengung der Gedanken auf das Thema Alkohol,
- alkoholbedingter Veränderung des Gehirns und
- ungelösten Problemen als Ursache der Sucht.

Wer lange mit der Sucht kämpft, vergißt manchmal die ursprüngliche Ursache seines Alkoholmißbrauchs. Es ist aber eine bekannte Regel von trockenen Alkoholikern wie von Therapeuten, daß es nicht genügt, nur mit dem Trinken aufzuhören. Auch die ursächlichen Probleme müssen aufgedeckt und bearbeitet werden, damit ein neues Lebenskonzept gefunden und realisiert werden kann.

Das gestörte Leben verändern zu helfen ist Aufgabe einer psychotherapeutischen Betreuung. Entsprechend der Vielzahl der möglichen Auslöser ist die Verarbeitung der Prozesse allerdings sehr aufwendig. Zur Zeit werden von den Krankenkassen verschiedene Therapieformen finanziert, die wir noch bei der Frage »Wie können wir Betroffenen helfen?« besprechen werden.

2.6 Soziale Aspekte

Die Folgen des Alkoholmißbrauchs bleiben nicht auf den Betroffenen beschränkt. Indirekt kommt es auch zu Auswirkungen auf andere Menschen, meist vor allem in der Familie und am Arbeitsplatz. Zu Anfang fallen vielleicht das sprunghafte Verhalten und die Nörgeleien der alkoholkranken Person auf; im Laufe der Zeit allerdings wird die Umgebung des Betroffenen immer mehr in die Probleme hineingezogen.

Was fast zwangsläufig folgt, ist als »Stufen des Abstiegs« bekannt und in der folgenden Tabelle zusammengefaßt. Die beruflichen Leistungen sinken – manchmal mit der Folge von Arbeitsplatzverlust und Arbeitslosigkeit. Häufig äußert der Partner Trennungsabsichten. Die andauernde Verkehrsuntüchtigkeit hat oft den Führerscheinentzug zur Folge. Rauschtaten führen manchmal dazu, daß der Betroffene in die Kriminalität abgleitet.

	Die Stufen des Abstiegs
	Anfangsphase
1	Gelegentliche alkoholbedingte Erinnerungslücken (Filmrisse, Blackouts)
2	Heimliches Trinken
3	Zentrierung des Denkens auf Alkohol
4	Gieriges Trinken der ersten Gläser
5	Schuldgefühle
6	Vermeiden von Anspielungen auf Alkohol
7	Häufige Erinnerungslücken

	Kritische Phase
8	Verlust der Kontrolle nach Beginn des Trinkens
9	Alkoholikeralibis (warum er/sie trinken »mußte«)
10	Widerstand gegen Vorhaltungen
11	Großspuriges Benehmen
12	Auffallend aggressives Verhalten
13	Dauernde Zerknirschung
14	Perioden völliger Abstinenz (mit ständigen Niederlagen)
15	Änderung des Trinksystems (z. B. nicht vor bestimmten Stunden)
16	Fallenlassen von Freunden
17	Fallenlassen des Arbeitsplatzes
18	Verhaltenskonzentration auf Alkohol
19	Verlust an äußeren Interessen
20	Neue Auslegung zwischenmenschlicher Beziehungen
21	Auffallendes Selbstmitleid
22	Gedankliche oder tatsächliche Ortsflucht
23	Ungünstige Änderungen im Familienleben
24	Grandioser Unwillen
25	Bestreben, seinen Vorrat zu sichern
26	Vernachlässigung angemessener Ernährung

27	Erste Einweisung in ein Krankenhaus wegen »körperlicher« alkoholbedingter Beschwerden
28	Abnahme des sexuellen Triebs
29	Alkoholbedingte Eifersucht
30	Regelmäßiges morgendliches Trinken
Chronische Phase	
31	Verlängerte, tagelange Räusche
32	Bemerkenswerter ethischer Abbau
33	Beeinträchtigung des Denkens
34	Vorübergehende alkoholbedingte Psychosen
35	Trinken mit Personen weit unter eigenem Niveau
36	Zuflucht zu technischen Produkten (Haarwasser, Rheumamittel, Brennspiritus)
37	Verlust der Alkoholtoleranz
38	Angstzustände
39	Zittern
40	Psychomotorische Hemmung (»starrer Blick«)
41	Das Trinken nimmt den Charakter von Besessenheit an.
42	Das Erklärungssystem versagt. (Jetzt leichter der Therapie zugänglich.)

Nach: E. M. Jellinek, Org. techn. Rep. Ser. 48/1952, S. 26.

2.7 Alkoholismus und Selbstmord

Bei der Frage »Warum ist Alkoholismus gefährlich?« darf das traurige Thema Selbstmord nicht ausgeschlossen werden. Die Häufigkeit ist bei Alkoholikern je nach Statistik 8–75mal höher als in der übrigen Bevölkerung. Aggressive Impulse im Rausch, melancholische Depressionen nach dem Rausch und die Hoffnungslosigkeit angesichts der körperlichen und sozialen Folgeerscheinungen sind meist die Gründe.

3

Gibt es verschiedene Trinkertypen?

Wie wir gesehen haben, gibt es unzählige körperliche und psychische Ausprägungen des Alkoholismus. Und wie wir noch sehen werden, gibt es mindestens genauso viele Möglichkeiten, in die Sucht zu schlittern. Wer versucht, die verschiedenen Formen der Alkoholsucht unter einen Hut zu bringen, wird deshalb bald scheitern. Eine Einteilung in verschiedene Trinkertypen findet sich jedoch weit verbreitet – als Thema in medizinischen Lehrbüchern bis hin zu Stammtischgesprächen. Lassen sich also trotz aller Unterschiede Gemeinsamkeiten finden? Und was nützt eine solche Einteilung?

Diesem Kapitel seien jedoch zunächst einige typische Aussagen von Menschen mit Alkoholproblemen vorangestellt.

»*Ich bin kein Alkoholiker. Ich kann auch mal wochenlang kein Bier trinken.*«

»*Ich hab' doch keine Probleme mit Alkohol! Ich trink' immer nur ein, zwei Kognak. Richtig betrunken bin ich nie!*«

»*Ab und zu gibt sich doch jeder mal die Kante! Und bei uns trinkt jeder! Deshalb bin ich noch lange nicht süchtig!*«

»*Ich habe so viele Probleme und Streß am Hals, da brauche ich eben einen Ausgleich!*«

Vielleicht kennen Sie solche Argumente auch. Sie scheinen alle irgendwie schlüssig. Und doch sind sie nur ein raffinierter Trick, Alkoholprobleme zu verschleiern. Möglich ist dieser Trick jedoch nur, weil nicht alle Menschen mit Alkoholproblemen auf die gleiche Art und Weise trinken. Vielmehr lebt jeder mit seiner eigenen Trinkkultur und mit seinen eigenen Ausreden und Rechtfertigungen.

3.1 Spiegeltrinker, Quartalssäufer & Co.

E. M. Jellinek, dem wir schon bei der Definition des Alkoholismus begegnet sind, teilte die verschiedenen Trinkertypen in fünf Gruppen ein.

Die folgende Tabelle listet diese heute gebräuchlichste Einteilung auf:

Einteilung der Trinkertypen nach Jellinek		
Trinker-typ	Umgangssprach-liche Bezeichnung	Merkmale und Eigenschaften
α-Trinker	Problem- oder Erleichterungs-trinker	Trinkt, um Konflikte zu überdecken, trinkt eher allein, psychische Abhängigkeit, Mißbrauch, kein Kontrollverlust, neigt zum γ-Trinker
β-Trinker	Verführungs- oder Gesell-schaftstrinker	Trinkt in Gesellschaft, sucht die Trinksituation, kein Kontrollverlust, keine Abhängigkeit, neigt zum δ-Trinker

γ-Trinker	Säufer	Körperliche Abhängigkeit, Kontrollverlust, klassische Form des Alkoholismus (etwa 65%)
δ-Trinker	Spiegeltrinker	Gleichmäßige Aufnahme von Alkohol über den Tag verteilt, Unfähigkeit, nicht zu trinken, Kontrolle bleibt lange aufrechterhalten, körperl. Abhängigkeit
ε-Trinker	Quartalssäufer	Wechselnde Phasen von Abstinenz und exzessivem Trinken, manchmal auch Spätform

Nach: E. M. Jellinek. In: **Canadian Medical Association Journal.** 83/1960, S. 1341.

Nur γ-Trinker und δ-Trinker zeigen körperliche Abhängigkeit und werden deshalb manchmal als Alkoholiker im engeren Sinne bezeichnet.

3.2 Vorformen des Alkoholismus

»Vorformen des Alkoholismus« – das ist der Abschnitt in diesem Buch, den wahrscheinlich jeder Alkoholiker mit besonderer Aufmerksamkeit lesen wird! Aus dem einfachen Grund, weil er hofft, sich hier und nicht bei den »echten« wiederzufinden. Leider gibt es jedoch keinen »leichten Alkoholismus«.

Auch wenn Verführungstrinker und Problemtrinker manchmal als Vorform bezeichnet werden, können sie jederzeit schnell in die körperliche Abhängigkeit gleiten. Aus genau diesem Grund sind die auf Seite 34 zitierten Aussagen auch keine Entschuldigungen oder gar Beweise dafür, daß jemand keine Alkoholprobleme hat, sondern genau das Gegenteil! Der Betroffene eines bestimmten Abhängigkeitstyps versucht seine Sucht zu verschleiern, indem er zeigt, nicht zu einem *anderen* Typ zu gehören. Der Quartalssäufer kann wochenlang ohne seinen »Stoff« auskommen – der Spiegeltrinker ist nie völlig »dicht« – der Verführungstrinker nutzt die Geselligkeit für seine Sucht – und der Problemtrinker kann einleuchtende Gründe aufzählen, warum er trinkt. Das alles sagt aber keineswegs aus, daß jemand *nicht* süchtig ist!

4

Warum wird jemand zum Alkoholiker?

Im Gegensatz zu den meisten anderen Drogen macht Alkohol nicht unbedingt süchtig, denn dann wären alle Menschen, die trinken, Alkoholikerinnen und Alkoholiker. Über die Ursachen von Alkoholismus ist deshalb schon viel geforscht, spekuliert und geschrieben worden. Einig war man sich dabei fast immer, daß es nicht nur *einen* Grund gibt, warum jemand süchtig wird; vielmehr kommen immer viele Faktoren zusammen. Und es gibt auch keine bestimmte Ursache, die immer zwingend zum Alkoholismus führt.

4.1 Ursachen in der Persönlichkeit

Einen typischen »Alkoholiker-Charakter« gibt es nicht. Das zeigt schon ein Blick in eine Suchtklinik. Dort erleben wir die unterschiedlichsten Menschentypen und Berufsgruppen.

Gemeinsamkeiten bei Abhängigen finden wir am ehesten in ihrer Sicht der Welt. Häufig besteht eine große Diskrepanz zwischen ihren Wünschen und der Realität, verbunden mit einem radikalen Anspruch auf Konfliktfreiheit und einer geringen Frustrationstoleranz.

Die Psychologen, die diese Aussagen gemacht haben, waren allerdings keine Alkoholiker. Ihre Beurteilung dürfte zwar neutral sein, kommt aber von außerhalb. Manche Alkoholiker sagen statt dessen, sie hätten vielmehr nicht die Möglichkeit, im entscheidenden Moment dem Trinken etwas eigenes Besseres entgegenzusetzen – so, als wäre ihr Wertesystem nicht fähig, eigene Wünsche zu formulieren und auszuleben, die sie glücklich machen und stärker sind als der Wunsch nach Alkohol – so, als hätten sie gar keine ausgeprägten eigenen Wünsche. Vielleicht verdrängen Abhängigkeit von anderen oder Selbstunsicherheit ihre eigenen Gefühle und Wünsche. Letztendlich ist es jedenfalls die Aufgabe psychotherapeutischer Betreuung, diese Konflikte und ungesunden Strategien herauszuarbeiten.

Alkoholmißbrauch beginnt meistens ganz harmlos und fast nie absichtlich. Das reicht von Schlafstörungen, die mit ein, zwei und immer mehr Gläsern Bier gelöst werden sollen, bis hin zu Kontaktschwierigkeiten in der Öffentlichkeit, die nach dem dritten Bier wegfallen. Auch andere Gründe zu trinken – z. B. das Motiv, Streß zu bewältigen, oder Wünsche nach Entspannung oder Geselligkeit – finden wir sehr häufig. Aus der Typologie der Trinker wissen wir inzwischen, daß Menschen, die gern in Gesellschaft (zuviel) trinken, dazu neigen, Spiegeltrinker zu werden, wohingegen Personen, die trinken, um Probleme zuzudecken, möglicherweise irgendwann beim γ-Trinker landen. Es gibt darüber hinaus einige Ursachen von Alkoholismus, die in der frühen Entwicklung der Persönlichkeit und im familiären Umfeld zu finden sind und von denen jeder einmal gehört haben sollte.

4.2 Ursachen in der frühen Kindheit

Wer in einer Familie groß wird, in der schon immer viel getrunken wurde, ist mit einem erheblich höheren Risiko konfrontiert, an Alkoholismus zu erkranken. Das ist kein unausweichliches Schicksal, aber eine starke Gefährdung.

Biologische Theorien gehen davon aus, daß es eine genetische Komponente gibt, also eine Veranlagung für Suchtgefährdung, die vererbbar ist. Sind die Eltern Alkoholiker, geben sie das Risiko an ihre Kinder weiter.

Außerdem sind Eltern für Kinder das wichtigste Vorbild. Die Kinderwelt ist die Welt innerhalb der Familie. Und werden da Probleme mit Alkohol behandelt oder gehört Alkohol zum guten Ton, werden die Betreffenden später – in der Welt der Erwachsenen – versuchen, genauso zu handeln.

Verhaltenstherapeutische Theorien besagen deshalb, daß Trinken gelernt werden kann wie etwa Fahrradfahren.

Psychoanalytische Theorien beschreiben Sucht als Suche nach Befriedigung von außen und ohne eigenes Zutun – als wollte der Betroffene zurück zum Saugen an der Mutterbrust (»oral fixiert« nennen das die Tiefenpsychologen). Andere psychoanalytische Theorien gehen davon aus, daß Störungen der eigenen Identität der Betroffenen im Vordergrund stehen. Der Alkohol wird wie ein Ersatzobjekt für menschliche Beziehungen benutzt. Oder übermäßiger Alkoholkonsum wird als Selbstmord auf Raten, ausgelöst durch eine tiefe Todessehnsucht, gesehen. Hier muß jeder sein bevorzugtes Modell der Sucht selber finden.

4.3 Familiäre Ursachen

Unterschiedlichste Behandlungskonzepte psychischer Störungen haben Eingang in die Aufklärung von Suchtursachen gefunden. Eine relativ neue Entwicklung ist die Familientherapie nach Bert Hellinger. Sie bietet sich an, wenn bei dem Betroffenen »systemische« Verstrickungen, d. h. ungelöste Probleme in der Familie, vorliegen. Solche Menschen neigen dazu, sich nicht nur in der Familie, sondern auch in anderen Bezugssystemen und Situationen unangemessen zu verhalten.

Hellinger stellt die Situation Betroffener in der Familie nach, um Unordnungen sichtbar zu machen. Teilweise werden bei den Aufstellungen heftige verborgene Gefühle frei, die zu den zugrundeliegenden Prozessen der Sucht führen. Manchmal bieten die Aufstellungen sogar die Möglichkeit, ungelöste Probleme für immer zu beheben.

Die Aufklärung der Ursachen der Sucht ist immer nur das *eine* große Ziel einer Alkoholtherapie.

Schließlich haben die Betroffenen im Verlauf der Krankheit die Fähigkeit verloren, normal zu trinken; und so ist das *zweite* große Ziel einer Therapie deshalb immer, das alkoholabstinente Leben in einer Welt voller Alkohol neu zu konzipieren und zu organisieren.

5

Was ist Co-Abhängigkeit?

Kein Alkoholkranker kann auf Dauer seinen Konsum und die damit verbundenen Probleme vor der Außenwelt völlig verbergen. Familienmitglieder, Arbeitskollegen oder Nachbarn bekommen mit, wie oft er betrunken ist, und hören seine teilweise haltlosen Ausreden.

Es ist nicht leicht, sich diesem Verhalten zu entziehen und sich nicht selber in den Strudel der Sucht mit hineinreißen zu lassen. Das heißt nicht, daß man auch anfangen muß zu trinken. Doch für eine angemessene Reaktion auf das, was man sieht, scheint es oft bereits zu spät. Alkoholiker senden zudem eindringliche Signale aus: »Sprich mich darauf nicht an! Nimm mir nicht auch noch *das* weg! Stör mich da nicht! Das ist *mein* Problem!«

Diese Aussage ist aber eindeutig falsch. In einer Familie, in der getrunken wird, stehen finanzielle Sicherheit, die Ehe und die Erziehung der Kinder auf dem Spiel. Am Arbeitsplatz sind die eigene Sicherheit und die der anderen Mitarbeiter gefährdet. Zudem leiden im Beruf Leistungsfähigkeit, Verantwortungsgefühl und gegenseitiges Vertrauen.

Petra, 31: »Mein Freund hat schon immer gerne getrunken. Ich habe ihn manchmal ›meinen kleinen Destillator‹ genannt, weil ich ja gemerkt habe, daß er immer öfter nach Alkohol roch. Aber das war eher ein Kosewort. Daß er Probleme hatte, wollte ich nicht sehen.

Wenn er abends nichts zu trinken bekommen hätte – ja dann, wer weiß ... Aber da habe ich mich nicht in den Weg gestellt. Ich wollte ihn ja auch nicht ärgern oder unsere Beziehung gefährden.«

Irmgard, 40: *»Ich habe alles für ihn gemacht – immerhin waren wir verheiratet. Trotz Streit und Drohungen. Immer wieder bin ich zurückgekommen, habe das Haushaltsgeld für seinen Schnaps zusammengehalten und bin mit ihm Auto gefahren, wenn er völlig dicht war. Dabei kannte ich seine Tricks mit dem Verheimlichen genausogut wie er.«*

Herbert, 48: *»Mensch, der Albert hat doch die letzten 20 Jahre hier nur noch getrunken! Das hat in der Abteilung jeder gewußt. Wir haben ihm die schwierigeren Aufgaben einfach abgenommen; und er konnte in Frieden sein Bier trinken. Hauptsache, der Chef hat nichts gemerkt!«*

Co-Abhängige sind die geheimen Helfer der Abhängigen in Familie und Betrieb. Sie wissen bewußt oder intuitiv sehr genau, was vor sich geht, sind aber nur sehr indirekt in der Lage, die Betroffenen auf ihr Verhalten anzusprechen – aus Angst vor Wutausbrüchen, aus falsch verstandener Liebe oder weil sie sich nicht zuständig fühlen. Ein deutliches Merkmal ist dabei ihre Inkonsequenz. Oft helfen sie dadurch dem Betroffenen über Jahre hinweg, sein Trinkverhalten zu verheimlichen und sogar zu verfestigen. Dabei machen sie selbst, ähnlich wie der Alkoholkranke, eine Entwicklung durch, die sie einerseits an den Betroffenen bindet und andererseits immer weiter mitzieht. Die Gedanken kreisen genauso immer mehr um Alkohol, viele lügen und decken den Betroffenen oder helfen bei der Beschaffung von neuem Stoff.

Verstehen Sie es nicht falsch: Nicht jeder, der in der Umgebung eines Menschen mit Alkoholproblemen lebt, ist automatisch co-abhängig. Nur wer durch die Sucht mit beeinflußt wird, kann überhaupt zuständig sein, in ein anderes Leben einzugreifen. Und nur, wenn Ihre Gedanken und Ihr Leben durch den Alkohol mit bestimmt werden, können Sie in die Suchtgeschichte gezogen werden. Sind Sie betroffen, so haben Sie aber immer zwei Möglichkeiten: Sie werden co-abhängig, oder Sie handeln der Situation angemessen. Wie dies zu erreichen ist, werden wir bei der Frage »Wie können wir Betroffenen helfen?« erörtern.

Co-Abhängige sind oft sehr sensible Menschen mit viel Einfühlungsvermögen. Ihr Charakter – und häufig auch ihre eigene Vergangenheit – macht es ihnen leicht, auf den Suchtkranken einzugehen und eigene Wünsche zurückzustellen.

Der Fragebogen auf den Seiten 45 und 46 soll Angehörigen und Kollegen von Alkoholgefährdeten eine Einschätzung der eigenen Situation ermöglichen. Um ihn sprachlich möglichst einfach zu gestalten, wurde hier von der häufigsten Situation ausgegangen: einem alkoholkranken Mann und einer co-abhängigen Frau. Sie können ihn aber selbstverständlich auf andere Personenkonstellationen übertragen.

Es gibt spezielle Selbsthilfegruppen für Co-Abhängige, vor allem Al-Anon. Außerdem können u. a. die Deutsche Hauptstelle gegen die Suchtgefahren e. V., die Bundeszentrale für gesundheitliche Aufklärung und das Malteser Telefon weiterhelfen. Die Adressen und Telefonnummern dieser und zahlreicher weiterer nützlicher Einrichtungen finden Sie im Anhang dieses Buches.

Darüber hinaus möchte ich Ihnen ein außerordentlich aufschlußreiches und hilfreiches Buch empfehlen, das die Situation einer co-abhängigen Partnerin eines Alkoholikers in eindrucksvoller Weise schildert und präzise Ratschläge vermittelt, die Co-Abhängigen in entscheidender Weise weiterhelfen können. Es handelt sich um folgendes Buch: Christine Heeg: **»Mein Mann, der Alkoholiker** – eine wahre Geschichte«, Marburg (Verlag Hartmut Becker), 1996, ISBN 3-929480-21-2.

Selbsttest: Bin ich co-abhängig?		
Frage	j	n
Habe ich schon häufiger zu Hause mit ihm getrunken, damit er nicht in der Wirtschaft versackt?		
Fühle ich mich stark, wenn der Abhängige sich schwach fühlt?		
Werde ich von der Verwandtschaft oder Nachbarschaft gelobt, weil ich so tapfer bin?		
Fühle ich mich zum Lügen und Decken von Unregelmäßigkeiten gezwungen, weil ich meinen Partner nicht ausliefern will?		
Hängen meine Gefühle sehr stark von der Situation des Partners ab?		
Kümmere ich mich um alles, weil der Partner es nicht mehr kann?		
Habe ich Angst, der Abhängige könnte aggressiv werden, wenn ich mit ihm über Alkohol rede?		
Vermeide ich es, mit anderen Leuten über das Trinkproblem meines Partners zu reden?		
Habe ich meinem Partner schon mal mit Trennung bzw. Scheidung gedroht, weil er soviel trinkt?		
Ärgere ich mich, weil mein Partner meine Ermahnungen nicht ernst nimmt?		

Wünsche ich mir manchmal den Tod des Partners?		
Habe ich häufiger das Gefühl, daß ich gegen den alkoholabhängigen Partner machtlos bin?		
Habe ich schon häufiger Drohungen, die ich dem Betroffenen gegenüber ausgesprochen habe, nicht wahr gemacht?		
Habe ich das Gefühl, daß der Alkohol eine immer wichtigere Rolle in der Partnerschaft spielt?		
Übernehme ich zunehmend Aufgaben, die mein Partner eigentlich ausführen könnte?		
Nehmen die Trennungsgedanken zu – bzw. nehmen sie feste Formen an?		
Bin ich in letzter Zeit häufiger deprimiert und verzweifelt, weil sich am Trinkverhalten des Partners nichts ändert?		
Bin ich wegen psychosomatischer Beschwerden in ärztlicher Behandlung?		
Weiß ich manchmal nicht, woher ich das Geld für den Haushalt nehmen soll?		
Wechseln meine Gefühle für den Partner häufiger zwischen tiefem Haß und großer Liebe?		
Habe ich das Gefühl, daß mein Partner noch tiefer abrutscht, wenn ich ihn verlasse?		
Weiß ich nicht mehr, wie es weitergehen soll, weil ich so verzweifelt bin?		

Quelle des Fragebogens (der hier in die Ich-Form übertragen wurde): Ralf Schneider: **Die Suchtfibel.** Baltmannsweiler (Schneider), 1998.

Auswertung des Fragebogens: Wenn Sie mehr als acht Fragen mit »ja« beantwortet haben, liegt eine Gefährdung vor, und Sie sollten Kontakt mit einer Selbsthilfegruppe oder Beratungsstelle aufnehmen.

# 6

Woran sind Alkoholkranke erkennbar?

Nicht jeder, der Alkohol trinkt, hat auch Alkoholprobleme; und wie Sie wissen, ist auch ein Vollrausch kein sicheres Zeichen für Alkoholismus.

Seltsamerweise merken nicht einmal alle Menschen, die Alkoholprobleme haben, es selbst. Manchmal reden andere schon viel früher über sie, ohne daß die Betroffenen es wissen. Manchmal merken sie es sogar als letzte.

Wir sind inzwischen gerüstet und wissen, was Alkoholismus ist, welche Formen es gibt und welche Auswirkungen er haben kann. Nun können wir zu einer der wichtigsten Fragen für Betroffene und Angehörige kommen: der Frage, ob es eindeutige Anzeichen gibt, an denen wir erkennen können: Ist er bzw. sie (schon) alkoholabhängig oder noch nicht? Oder auch: Bin *ich* alkoholabhängig oder nicht? Eine typische Aussage sei zunächst wieder vorangestellt:

Bernd, 34: *»Es ist unglaublich, wie lange es gedauert hat, bis mich jemand auf mein Alkoholproblem angesprochen hat! Gemerkt hat es wahrscheinlich schon vorher jemand, aber ich habe immer auf die Tabuschwelle gehofft. Und je weiter ich abgesunken bin, desto genauer wurden meine Verdeckungstricks. Meine Verstecke wurden immer besser, je mehr ich versteckte. Ich habe die Geschäfte, in denen ich gekauft habe, häufiger gewechselt, mehr über Ausreden nachgedacht und die Tricks mit der Fahne verbessert. Eins ist aber* *ganz klar: Ich selbst wußte es irgendwann sicher. Mich selbst konnte ich irgendwann nicht mehr täuschen!«*

6.1 Säuferlügen

Wer mit Alkoholikern zu tun hat, weiß: Alkoholiker lügen. Dies ist eine direkte Folge ihrer Verheimlichungsversuche und gehört zu ihrer Krankheit. Angehörigen fällt es oft schwer, diese Lügen nicht persönlich zu nehmen, sondern als Symptom der Krankheit zu akzeptieren.

Trotzdem: Für die Diagnose der Sucht sind sie ein hilfreiches Mittel. Wer aufmerksam ist, bemerkt nämlich die zum Teil hochkomplizierten Ausreden, Erklärungen und Alibis. Lügen kann man nicht nur mit Worten, sondern auch mit Taten. Heimliches Trinken zählt dazu. Leider macht dies das Erkennen von Alkoholproblemen noch schwieriger, und zwar gerade dann, wenn der Betroffene schon tief in seine Sucht verstrickt ist. Ausgerechnet dann werden seine Tricks immer raffinierter.

6.2 Gute und schlechte Hinweise

Welche Anhaltspunkte haben wir bis jetzt? Zunächst sei noch einmal an die Kette erinnert:

Genuß → Mißbrauch → Abhängigkeit

Hier stellt sich die Frage: Wo steht der Betroffene in seiner Entwicklung? Dient der Alkoholkonsum nur dem Genuß? Dient er zur Überdeckung und Verdrängung von Problemen? Oder hat er sich bereits verselbständigt und ist zum Selbstzweck geworden?

Von der Definition des Alkoholismus wissen wir bereits, daß nicht das Trinkverhalten oder die Trinkmenge, sondern eher die körperlichen, psychischen und sozialen Folgen der Sucht zur Beurteilung geeignet sind. Trotzdem leuchtet jedem ein, daß eine Flasche Kognak am Tag wahrscheinlich kein normaler Konsum ist. Allerdings: Wer sieht schon einem Menschen dabei zu, wie er eine Flasche Kognac trinkt?

Sie wissen: Die optimistischste Definition besagt: 60 g Alkohol pro Tag für Männer und 20 g für Frauen stellen die oberste Grenze dessen dar, was unschädlich ist. Leider ist das manchmal schwer zu kontrollieren; denn viele Suchtkranke trinken heimlich noch nebenher.

Auch der Blutalkohol in Promille ist ein eher schlechtes Kriterium der Gefährdung: Nur ein Arzt kann ihn bestimmen; und wir bekommen ihn höchstens mit, wenn jemand seinen Führerschein verliert. Merkwürdig ist übrigens, daß manche Menschen dazu neigen, mit zu hohen Promillewerten zu prahlen.

Nun zu den *guten* Tips! Hier ist es mehr die *Summe* der einzelnen Verhaltensweisen als ein bestimmtes Symptom, das die Diagnose erhärtet.

- Wenn in Ihrem Bekanntenkreis oder Ihrem Betrieb jemand ist, bei dem Sie den Verdacht haben, er habe ein Alkoholproblem, sammeln Sie bitte unbedingt erst geeignete Hinweise, bevor Sie ihn darauf ansprechen! Das bewahrt Sie vor falschen Anschuldigungen und gibt Ihnen die nötige Sicherheit und Argumente für ein vertrauliches Gespräch. Zu bedenken ist, daß Sie wahrscheinlich nicht gleich mit offenen Armen empfangen werden. Und Hinweise werden Sie leicht finden.
- Hat der Betroffene in der letzten Zeit häufig Krankheiten? Fehlt er bei der Arbeit? Hält er Verabredungen nicht ein,

oder ist er unzuverlässig? Legt er keine Termine mehr auf den Abend? Kommt er morgens immer so spät wie möglich? Jeder Mensch hat ein gesundes Empfinden dafür, was in diesem Zusammenhang noch normal ist und was merkwürdig und unerklärlich wirkt. Tabus und das gelernte Verhalten, lieber nicht zu fragen, unterdrücken diesen natürlichen Instinkt manchmal.

- Klagt der Betroffene neuerdings über Schlafstörungen, Magenbeschwerden, Brechreiz oder unbegründete Ängste? Hat er unerklärliche Wutausbrüche? Zittern seine Hände? Zieht er sich immer mehr zurück?
- Leider können Sie niemanden zwingen, seine Leberwerte testen zu lassen. Als Arzt haben Sie aber ggf. die Möglichkeit, über die γ-GT, CDT und andere Substanzen im Blut den Grad der Gefährdung sehr genau zu bestimmen.
- Die »Stufen des Abstiegs«, die bei der Frage »Warum ist Alkoholismus gefährlich?« besprochen wurden, sind eine ziemlich genaue Meßlatte für das Ausmaß der Sucht. Sie enthalten zudem fast alle typischen Verhaltensweisen und Wesensänderungen, die ein Alkoholiker im Laufe seiner Suchtkarriere durchmacht.
- Wenn die Wochenenden für exzessive Räusche mißbraucht werden, schaffen es die Betroffenen manchmal nicht, rechtzeitig wieder nüchtern zu werden. Es sind dann die regelmäßigen »blauen Montage«, die auffallen.
- Es gibt keinen typischen »Alkoholiker-Charakter«. Von der Frage »Warum wird jemand zum Alkoholiker?« kennen wir aber bereits bestimmte gemeinsame Eigenschaften fast aller Suchtkranken: Auseinanderklaffen von Wünschen und Realität, radikaler Anspruch auf Konfliktfreiheit, geringe Frustrationstoleranz. Na ja, aber für wen trifft das nicht zu? Auch schwierige Familienverhältnisse sind zwar eine mögliche Ursache, aber kein sicheres Anzeichen für Alkoholprobleme. Erstens stellt sich die Frage, was hier unter

»schwierig« zu verstehen ist, und zweitens müssen solche Umstände nicht zwingend zum Trinken führen. Dies sind eher indirekte Indizien für Trinkprobleme. Im Kontext der anderen Hinweise können sie aber die Diagnose erleichtern.
- Besonders die Fahne gilt ja als untrügliches Zeichen von Alkoholkonsum. Es gibt allerdings allerhand Tricks, sie zu verbergen: Wodka (er soll nicht riechen, was aber nur bedingt stimmt), Knoblauch, um andere auf Distanz zu halten, Pfefferminz, Odol, Kaugummis, Maggi, Meerrettich und anderes, was den Geruch überdecken soll. Wer eine Nase dafür entwickelt hat, riecht die Fahne aber trotzdem.
- Wie Sie wissen, gibt es verschiedene Trinkertypen. Und jeder hat seine ganz eigenen Rechtfertigungen und Erklärungen, warum er *kein* Alkoholiker ist. Der Spiegeltrinker ist ja »nie richtig blau«. Der Problemtrinker hat »sehr vernünftige Argumente«, warum er gerade jetzt etwas zur Entspannung braucht. Der Quartalssäufer ist doch »kein echter Alkoholiker«, weil er ja wochenlang gar nichts trinkt. Und der Gesellschaftstrinker »genießt eigentlich bloß die feuchtfröhliche Umgebung«. Das sind ganz klassische Ausreden Alkoholkranker. Im Grunde sind es eher »Beweise« für Alkoholprobleme als Ausreden.
- Jeder, der lange trinkt, hat Mitwisser. Wir kennen sie von der Frage »Was ist Co-Abhängigkeit?«. Versuchen Sie, im Umfeld des Betroffenen Bekannte zu finden, die bereit sind, über das Problem zu reden! Co-Abhängige leiden oft genauso unter der Krankheit, sehnen sich nach einer Veränderung und sind nicht durch Saufdruck und körperliche Abhängigkeit behindert.
- Wie geht der Betroffene mit Alkohol in der Öffentlichkeit um? Meidet er Gespräche über das Thema? Was macht er, wenn Sie ihn auf sein Problem ansprechen? Kommt dann die berühmte »Dschungellogik«? Hundert Argumente und Rechtfertigungen: momentaner Streß, Magenprobleme und

Kreislaufbeschwerden? Teilweise sind es haarsträubende Erklärungsversuche voller innerer Ungereimtheiten. So etwas sollte immer ein Alarmzeichen sein! Wer *keine* Probleme mit Alkohol hat, gibt offen zu, wenn er mal betrunken war. Für einen sensiblen Kollegen oder Bekannten ist die Reaktion auf die Frage nach Alkoholproblemen eines der sichersten Zeichen für (beginnenden) Mißbrauch.

- Trinkt der Betroffene *nie* in der Öffentlichkeit? Vielleicht hat er Angst vor dem Kontrollverlust! Die psychische Abhängigkeit führt dazu, daß Alkoholiker nach einem Glas nicht mehr aufhören können. Der Kontrollverlust ist ein sehr starker Drang, den Abhängige genau kennen.
- Trinkt die Person in unangemessenen Situationen wie beim Autofahren, bei der Arbeit oder während der Schwangerschaft? Oder schon morgens?
- Haben Sie heimliche Vorräte entdeckt oder den Betroffenen beim heimlichen Trinken erwischt?
- Wenn Sie sich nicht kompetent genug fühlen, über andere zu urteilen, sprechen Sie mit Betroffenen in einer Selbsthilfegruppe! Besuchen Sie eines der Meetings, und erzählen Sie von ihrem Problem! Dort sitzen die Profis, die sich nicht durch Ausreden blenden lassen! Sie waren selbst schon in der Situation, lügen zu müssen, und helfen jetzt sicherlich gern. Außerdem sind diese Beratungen anonym und kostenlos. Eine Adressenliste von Selbsthilfegruppen finden Sie im Anhang dieses Buches.
- Geben Sie dem Betroffenen die Checkliste von Seite 55/56! Vielleicht ist er bereit, mit Ihnen über das Ergebnis zu reden. Zumindest haben Sie dann bei ihm einen gedanklichen Prozeß geweckt.
- Auch wenn sie kein untrügliches Zeichen ist – beobachten Sie die Trinkmenge des Betroffenen! Drei Gläser Bier am Tag (oder die entsprechenden Mengen anderer alkoholischer Getränke, bei Frauen entsprechend weniger) – alles,

was darüber hinausgeht, ist garantiert gesundheitsschädlich! Und dabei haben Sie noch nicht gesehen, was dieser Mensch *heimlich* trinkt und wie es seinem Körper und seiner Psyche bekommt ...
- Wenn es Ihnen realisierbar erscheint, motivieren Sie den Betroffenen zu einem Besuch bei einem Arzt seines Vertrauens! Es muß nicht der Betriebsarzt sein. Manche Menschen sind eher bereit, professionelle Hilfe anzunehmen als Ratschläge von Freunden.
- Vergessen Sie bei der Diagnose nie, daß Sie nicht die Nadel im Heuhaufen suchen. Ungefähr 10 % der Bevölkerung betreiben Alkoholmißbrauch oder sind abhängig. Alkoholismus ist alles andere als eine Randerscheinung. Nur sein schlechter Ruf macht ihn so »selten«.

6.3 Checkliste

Es gibt verschiedene Testfragebögen zum Thema Alkoholismus. Der bekannteste enthält 22 Fragen und ist nachfolgend abgedruckt. Er dient vor allem der Selbsteinschätzung der eigenen Suchtgefährdung, da Alkoholiker ja – wie gesagt – in aller Regel lügen. Gehen Sie auf jeden Fall vorsichtig und sensibel vor, falls Sie den Fragebogen einem Betroffenen präsentieren wollen. Versuchen Sie nicht, jemanden damit »auszufragen«!

Nr.	Selbsttest Bin ich alkoholgefährdet?		
	Frage	j	n
1	Leide ich in letzter Zeit häufiger an Zittern der Hände?		
2	Leide ich in letzter Zeit häufiger an einem Würgegefühl (Brechreiz), besonders morgens?		
3	Werden das Zittern und der Brechreiz besser, wenn ich etwas Alkohol trinke?		
4	Leide ich in letzter Zeit an starker Nervosität?		
5	Habe ich in Zeiten erhöhten Alkoholkonsums weniger gegessen?		
6	Hatte ich in letzter Zeit öfters Schlafstörungen oder Alpträume?		
7	Fühle ich mich ohne Alkohol gespannt und unruhig?		
8	Habe ich nach den ersten Gläsern ein unwiderstehliches Verlangen weiterzutrinken?		
9	Leide ich an Gedächtnislücken nach starkem Trinken?		
10	Vertrage ich zur Zeit weniger Alkohol als früher?		
11	Habe ich nach dem Trinken schon einmal Gewissensbisse (Schuldgefühle) empfunden?		

12	Habe ich ein Trinksystem versucht (z. B. nicht vor bestimmten Zeiten zu trinken)?		
13	Bringt mein Beruf Alkoholtrinken mit sich?		
14	Hat mir an meiner Arbeitsstelle schon einmal jemand Vorhaltungen wegen meines Alkoholtrinkens gemacht?		
15	Bin ich weniger tüchtig, seitdem ich trinke?		
16	Trinke ich gerne und regelmäßig ein Gläschen Alkohol, wenn ich allein bin?		
17	Habe ich einen Kreis von Freunden und Bekannten, in dem viel Alkohol getrunken wird?		
18	Fühle ich mich sicherer und selbstbewußter, wenn ich Alkohol getrunken habe?		
19	Habe ich zu Hause oder im Betrieb einen kleinen versteckten Vorrat mit alkoholischen Getränken?		
20	Trinke ich Alkohol, um Streßsituationen besser bewältigen zu können oder um Ärger und Sorgen zu vergessen?		
21	Bin ich bzw. ist meine Familie schon einmal wegen meines Trinkens in finanzielle Schwierigkeiten geraten?		
22	Bin ich schon einmal wegen Fahrens unter Alkoholeinfluß mit der Polizei in Konflikt gekommen?		

Nach: Wilhelm Feuerlein u. a. In: **Archiv für Psychiatrie und Nervenkrankheiten.** 222/1976, S. 139.

Auswertung des Testbogens: Jede mit »ja« beantwortete Frage erhält einen Punkt; bei den Fragen 3, 7, 8 und 14 sind es 4 Punkte. Bei einer Gesamtpunktzahl von 6 und mehr liegt eine Alkoholgefährdung vor.

7

Wie können wir Betroffenen helfen?

Es gibt die verbreitete Meinung, ein Alkoholiker müsse erst »ganz unten angekommen sein«, bevor er sich helfen lasse und bereit sei, sein Verhalten zu ändern. Bei einigen Menschen gibt es vielleicht keine andere Möglichkeit; aber sonst ist dies sicherlich kein guter Rat für einen alkoholkranken Menschen. Neuerdings wird diese Auffassung auch von einigen Experten angezweifelt. Einfach mit dem Trinken aufzuhören, das ist allerdings auch kein praktikabler Vorschlag. Aber es gibt einige sehr sinnvolle Möglichkeiten, wie man einem Alkoholiker begegnen kann. Entscheiden Sie jedoch zunächst für sich selbst, ob Sie wirklich Einfluß auf das Leben des Betroffenen nehmen wollen! Anderenfalls können Sie allerdings nicht viel tun – außer Beschimpfungen in Szene zu setzen, sich von ihm zu trennen oder ihm beim Leiden zuzusehen.

7.1 Verständnis statt Drohungen, Perspektiven statt Zurückweisung

Zuerst einmal: Was können Sie falsch machen? Mit *Drohungen* erreichen Sie wahrscheinlich nur, daß er sich abwendet. *Inkonsequentes Verhalten* hingegen führt dazu, daß Sie selber in den Strudel der verhängnisvollen Entwicklung mitgerissen werden, und läßt Sie als Mitwisser(in) in die Co-Abhängigkeit abdriften.

Verständnis für die Krankheit ist der erste richtige Schritt bei ernstgemeinter Hilfe. Außerdem ist es die beste Möglichkeit, mit einem Alkoholkranken in Kontakt zu treten. Wohlgemerkt: Verständnis für die *Krankheit* – nicht für den Alkoholkonsum! Charakter- oder Willensschwäche ist es sicher nicht, was einen Alkoholiker zum Trinken treibt. Eher schon das Gefühl, keine andere Möglichkeit zu haben, also Ausweglosigkeit. Auch die Stufen des Abstiegs, die ein Alkoholkranker durchlebt, sind – so makaber es klingt – eine zwangsläufige Entwicklung.

Verständnis allein genügt allerdings nicht. Die besten Mittel, Alkoholikern zu helfen, sind *Perspektiven*. Zeigen Sie dem Betroffenen Möglichkeiten, aus der Sucht auszubrechen! Wichtig ist es dabei vor allem, konkret zu werden. Schmieden Sie keine guten Vorsätze! Entwickeln Sie keine langfristigen Zukunftspläne! Sprechen Sie über konkrete Schritte, die ohne unnötigen Aufschub durchzuführen sind! Diese Schritte heißen *Therapieverfahren, Selbsthilfegruppen und Medikamente*.

7.2 Therapieverfahren

Nur sehr wenige Alkoholkranke schaffen den Absprung in ein Leben, das frei von Sucht und ständigem Leiden ist, ohne fremde Hilfe. Da Alkoholismus eine Krankheit ist, wird seine Behandlung von den Krankenkassen finanziert. Alkohol*mißbrauch* ist übrigens keine Krankheit. Niemand kann, weil er sich mal hat vollaufen lassen, therapeutische Hilfe in Anspruch nehmen.

Im Folgenden werden die gängigsten Therapieverfahren bei Alkoholabhängigkeit, die im deutschen Sprachraum üblich sind, vorgestellt:

- Die **Entgiftung** ist streng genommen keine Therapieform, sondern eine medizinische Betreuung nach langem übermäßigem Alkoholkonsum. Sie wird von vielen Krankenhäusern und psychiatrischen Kliniken durchgeführt und dauert durchschnittlich ein bis zwei Wochen. In der Regel muß keine Wartezeit oder Genehmigung abgewartet werden, der Patient kann die Station betrunken aufsuchen. Bei einer akuten Alkoholvergiftung kann auch ein Notarzt den Transport anordnen. Die Behandlungsmethoden unterscheiden sich in einzelnen Punkten je nach Klinik; in der Regel bestehen sie aber aus Bettruhe, medizinischer Überwachung, Behandlung der Entzugserscheinungen und Präventivmaßnahmen zur Verhinderung eines Delirs. Einige leichte Bewegungs- und Entspannungsübungen und Gesprächsgruppen können integriert sein. Ohne Weiterbehandlung beträgt die Rückfallquote nach einer Entgiftung über 95 %.
- Die klassische Behandlung der Alkoholabhängigkeit erfolgt stationär in einer **Langzeittherapie** in speziellen Kliniken. 1997 war eine Dauer von vier Monaten noch die Regel; vor einigen Jahren waren es sogar noch sechs Monate; zur Zeit sind es meist drei Monate, manchmal mit der Möglichkeit einer Verlängerung. Langzeittherapien werden von der Bundesversicherungsanstalt für Angestellte (BfA) und von den Landesversicherungsanstalten (LVA) finanziert. Sie benötigen für eine Langzeittherapie einen Sozialbericht, ein medizinisches Gutachten und eine Genehmigung der Versicherungsanstalt. Drogenberatungen und die Sozialhelfer einiger Kliniken können bei der Erstellung dieser Unterlagen helfen. Es existieren sehr unterschiedliche Therapiekonzepte in den verschiedenen Kliniken, alle jedoch mit ähnlichen Erfolgsaussichten (etwa 30–60 % Rückfallquote in den ersten Jahren). Teilweise liegen die Heime sehr idyllisch und abgelegen. Das Therapieangebot reicht von Gesprächsgruppen, Sport, Kunst, Musiktherapie, Einzelgesprä-

chen, Suchtaufklärung und Arbeitstherapie bis hin zu Übungen, bei denen die Verrichtungen des täglichen Lebens wieder erlernt werden. In einigen Einrichtungen sind außer Alkohol auch Rauchen und Kaffeetrinken verboten. Die Entscheidung für eine bestimmte Klinik trifft die Versicherungsanstalt; allerdings können Wünsche geäußert werden. Während des Aufenthalts bekommen Sie weiterhin Ihr Gehalt bzw. Arbeitslosen- oder Krankengeld.

- Wer nach einer Entgiftung unschlüssig ist, ob er sich in eine Langzeitbehandlung begeben soll, hat in einigen Kliniken die Möglichkeit, mehrere Wochen lang ohne Suchtmittel zu leben und eine Entscheidung zu treffen. Diese Behandlung – oft **Motivationstherapie** genannt – wird von Gruppengesprächen, Einzelgesprächen, verschiedenen Körpertherapien und Aufklärung über Suchtgefahren begleitet. In dieser Zeit können außerdem finanzielle und berufliche Schwierigkeiten und Perspektiven geklärt werden. Die Kosten für eine solche Therapie übernimmt die Krankenkasse.
- Nicht jeder Alkoholkranke kann es sich leisten, mehrere Wochen oder Monate lang aus dem öffentlichen Leben zu verschwinden. Berufliche oder familiäre Gründe können dafür sprechen, entweder eine **Kurzzeittherapie** oder eine **ambulante Therapie** vorzuziehen. Die folgenden Therapieformen können so durchgeführt werden, daß der Patient entweder sein soziales Umfeld nur für relativ kurze Zeit verläßt oder aber weiterhin zu Hause wohnt, arbeiten geht und ein normales Familienleben führt.
- Die dreiwöchige **Kurzzeittherapie** nach Dr. med. Helmut Brammer (Alkoholentwöhnung Lohne) läßt sich problemlos in die Jahres- und Urlaubsplanung einbauen, ohne daß der Patient oder die Patientin dem sozialen Umfeld unnötig lange entrissen wird. Sie eignet sich vor allem für Personen, die noch gut in ihr Umfeld (Beruf, Familie, Bekanntenkreis

usw.) integriert sind. Zum Entgiftungs- und Entwöhnungsprogramm gehören naturheilkundliche Verfahren, Informationen über medizinische, psychologische und soziale Problemfelder, individuell ausgewählte psychotherapeutische Verfahren zur Aufarbeitung der Vergangenheit, der Einschätzung der Gegenwart und der Erarbeitung von Zukunftsperspektiven, Maßnahmen zur Wiedererlangung der Eigenverantwortlichkeit, Nachsorgetermine, der Besuch einer Selbsthilfegruppe und ggf. die Einbeziehung der Angehörigen zur Bewältigung der Co-Abhängigkeit. Die Adresse der Alkoholentwöhnung Lohne finden Sie im Anhang dieses Buches. Außerdem gibt es zu dieser Therapie ein sehr informatives Buch: Dr. med. Helmut Brammer: **»Die Rückkehr der Verantwortung** – Alkoholismustherapie in 3 Wochen«. Marburg (Verlag Hartmut Becker), 1998, ISBN 3-929480-32-8.

- Die **Verhaltenstherapie** geht davon aus, daß Trinken ein gelerntes Verhalten ist. Bestimmte Reize, Gefühlszustände oder Umweltbedingungen haben die süchtige Person zum Glas greifen lassen. Das Ziel dieser Therapie ist es, diese Bedingungen zu ergründen und abzuändern. Weil das Gedächtnis die Sucht aber nie vergessen wird, sehen auch Verhaltenstherapeuten keine Chance auf eine Rückkehr zum »normalen Trinken«. Verhaltenstherapie wird auch als eine begleitende Maßnahme während und nach einer Langzeitbehandlung durchgeführt. Wer glaubt, diese Therapieform könne ihm helfen, kann sich vom Hausarzt zu einem Psychotherapeuten überweisen lassen. Es gibt auch auf Suchtprobleme spezialisierte Verhaltenstherapeuten. Da eine erfolgreiche Psychotherapie eine sehr persönliche Bindung voraussetzt, müssen Sie sich auch nicht vorab auf einen Therapeuten oder eine Therapeutin festlegen. Die Krankenkassen geben Ihnen die Möglichkeit, in Vorgesprächen mit mehreren Spezialisten eine Wahl zu treffen. Üb-

lich ist danach ein Gespräch pro Woche über einen Zeitraum von mindestens einem halben Jahr.
- Die **Transaktionsanalyse** wurde in den 60er Jahren von Eric Berne entwickelt. Für ihn treten sowohl der Konsum der Droge als auch die physiologischen Aspekte der Sucht eher in den Hintergrund. Er sieht in Alkoholikern nicht primär körperlich abhängige Kranke, sondern glaubt vielmehr, daß sich die Betroffenen vor allem auf ein »Spiel« mit ihren Mitmenschen eingelassen haben – ein Spiel, das so mächtig ist, daß es ihr Leben bestimmt! Suchtkranke lernen, ihre Welt in Helfer, Retter, Versorger und Nörgler einzuteilen, und spielen mit ihnen ihr Lebensspiel. Der Nutzen liegt nicht so sehr im Genuß des Trinkens selbst, sondern vielmehr in den Folgen der Missetat (dem Kater und dem Wechselspiel zwischen Entschuldigungen und Erniedrigungen) sowie dem Zeitvertreib beim Trinken – und natürlich auch in den Gesprächen über alkoholische Getränke, Trinkmengen und »dem Morgen danach«. In manchen Therapieeinrichtungen, aber auch auf Partys wird dieses »Spiel« gerne gespielt. Berne bezieht in die Beschreibung von Alkoholikern die Kontakte mit ihren Mitmenschen (die sogenannten »Transaktionen«) ein. Zusammen mit den Gedanken und Beschäftigungen, in die Alkoholkranke verstrickt sind, bekommt das »Spiel Alkoholiker« wirklich eine Dimension, die das Wort »Lebensspiel« rechtfertigt. In der Transaktionsanalyse wird vor allem versucht, dieses Spiel aufzudecken und zu durchbrechen. Echte Erfahrungen von Nähe (»intimacy«) mit anderen Menschen nennt Berne als Ziel einer solchen Therapie. Sie wird von manchen Verhaltenstherapeuten mit Zusatzausbildung angeboten. Der Berufsverband Deutscher Psychologinnen und Psychologen vermittelt solche Therapeuten.
- Die **kognitive Therapie** ist insbesondere für Patienten interessant, deren geistige Fähigkeiten unter dem Alkoholmiß-

brauch noch nicht sehr stark gelitten haben. Sie setzt auf eigene Ressourcen und Fähigkeiten, die es Betroffenen ermöglichen, Veränderungen durch andere Denkmuster zu entwickeln. Der Therapeut baut von Anfang an auf ein kooperatives Verhältnis zum Klienten. Besonders Menschen in gehobenen Positionen kommen mit diesem Konzept gut zurecht, auch deshalb, weil sie gewohnt sind, ständig neue Bewältigungsstrategien für konkrete Probleme zu entwickeln. Die kognitive Therapie ist sehr strukturiert, problemorientiert, aktivierend und arbeitet mit Fragen nach Art eines sokratischen Dialogs.

Über diese Verfahren hinaus gibt es eine Reihe weiterer Behandlungsmethoden für Alkoholkranke. Einige Modelle sehen eine Kombination aus stationärer und ambulanter Phase vor, mit dem Ziel, die Betroffenen besser an das Leben außerhalb der Klinik zu gewöhnen.

Erwähnt werden muß insbesondere noch die **Psychoanalyse.** Diese Therapie, die bekanntlich auf Sigmund Freud zurückgeht, versucht vor allem, die tieferen Ursachen seelischer Störungen zu ergründen. Sie ist eine Therapieform, die sehr lange dauert und als solche eher ungeeignet ist, Alkoholkranken, die schnelle Hilfe benötigen, zu helfen.

Wenn Sie sich für eine Therapie entscheiden, ist es für Sie wichtig, vorher »Inventur« zu machen. Das Ziel dabei sollte sein herauszufinden: **Wo stehe ich gerade?** Nur so hat nämlich eine Therapie eine gute Chance. Außerdem laufen Sie dann nicht Gefahr, bei Gesprächen mit Ihrem Therapeuten nur aneinander vorbeizureden.

Bitte stellen Sie sich vor Aufnahme einer Therapie folgende Fragen, die ich Wilhelm Feuerleins Buch »**Alkoholismus – Missbrauch und Abhängigkeit**«, Stuttgart (Thieme), 5. Aufl. 1998, in leicht abgewandelter Form entnommen habe:

- Gestehen Sie sich und anderen wirklich schon ein, ein Alkoholproblem zu haben, oder kokettieren Sie zur Zeit nur mit dieser Erkenntnis?

  Phase: »Ich habe gerade keine neue Idee.«

- Sie sind sich bewußt, ein Problem zu haben, sind aber unfähig, daran etwas zu ändern?

  Phase: »So geht es nicht weiter!«

- Sie haben erkannt, daß Sie Hilfe brauchen?

  Phase: »Ich schaffe es nicht allein!«

- Sie sind aktiv geworden? Sie haben Kontakt zu medizinischen und/oder psychologischen Einrichtungen aufgenommen?

  Phase: »Ich lasse mir helfen.«

- Sie akzeptieren, an der Krankheit »Alkoholismus« zu leiden?

  Phase: »Ich bin Alkoholiker.«

- Sie haben erkannt, daß Sie aufhören müssen zu trinken?

  Phase: »Ich darf nie wieder Alkohol trinken.«

- Alles ist entschieden, »nur« noch die Ausrichtung eines neuen Lebensplans steht im Vordergrund?

  Phase: »Ich muß mein Leben neu gestalten, um nicht rückfällig zu werden.«

7.3 Selbsthilfegruppen

In Deutschland existieren mehrere Selbsthilfegruppen für Menschen mit Alkoholproblemen und deren Angehörige. Eine Teilnahme erhöht die Chance, nach einer Therapie trocken zu bleiben, beträchtlich, bietet sich aber auch als alleinige Maßnahme an.

Selbsthilfegruppen unterscheiden sich in wesentlichen Punkten von professioneller Therapie durch Mediziner und Psychologen: Sie sind kostenlos, werden von den Betroffenen selbst durchgeführt, und es gibt keine Verpflichtung zur regelmäßigen Teilnahme.

Wer das erste Mal eine solche Gruppe besucht, ist vielleicht durch die Regeln der Gruppe etwas irritiert. Negative Vorurteile sind allerdings meist unberechtigt; denn diese Gruppen können meist hohe Erfolgsraten aufweisen.

Die Telefonnummern der nachfolgend aufgeführten Selbsthilfegruppen finden Sie meistens im örtlichen Telefonbuch. Die Anschriften und Telefonnummern der Zentralen dieser Einrichtungen stehen auch im Anhang dieses Buches. Dort erhalten Sie dann auch Auskunft über Gruppen in Ihrer Nähe.

- Die **Anonymen Alkoholiker** sind die älteste Selbsthilfegruppe für Alkoholabhängige. Sie veranstalten regelmäßige Meetings auf der ganzen Welt, und die Teilnehmer treffen sich selbst in den kleinsten Ortschaften. Ihr Programm enthält einige sehr wirkungsvolle Regeln und Schritte. Mehrere ihrer Methoden, mit der Alkoholkrankheit umzugehen, haben sich auch in einer Reihe von Therapieverfahren etabliert. Die Anonymen Alkoholiker bieten für Angehörige und Kinder von Abhängigen eigene Gruppen an.
- Das Konzept der **Guttempler** sieht Alkoholabstinenz auch für die Angehörigen vor. Die von ihnen verwendete Sprache klingt manchmal etwas altmodisch. Neben Ge-

sprächsabenden werden auch Vorträge und Kurse angeboten.
- Beim **Blauen Kreuz** (einer Organisation der evangelischen Kirche) ist die christliche Botschaft ein fester Bestandteil der Genesung. Gebete und eine kurze Andacht sind in die Abende häufig integriert. Das Blaue Kreuz bietet außerdem eine Beratung und Vermittlung für stationäre Therapien.
- Der **Kreuzbund** ist das katholische Gegenstück zum Blauen Kreuz. Er bietet ebenfalls christliche Beratung und religiöse Gesprächsthemen und – nach eigenen Aussagen – innere Heilung von der Krankheit.
- Im **Freundeskreis** sind Betroffene und deren Partner bzw. Angehörige gut aufgehoben, die auch Freude am Vereinsleben und an gemeinsamen Aktivitäten haben. Hier gibt es keine besondere religiöse Prägung oder Bindung. Neben regelmäßigen Gruppentreffen organisieren die Freundeskreise z. B. Tanzabende, Ausflüge und Freizeitbeschäftigungen verschiedener Art.

7.4 Medikamente

Mehrere Medikamente haben den Ruf, Alkoholikern bei einer Veränderung ihrer Situation zu helfen. Keine dieser Substanzen kann eine Therapie überflüssig machen; und keine kann den Alkohol ersetzen. Manche Psychologen sind sogar der Meinung, diese Hilfe von außen sei genau der falsche Weg, Suchtkranken zu helfen. Ihre Psyche sei fixiert auf von außen zugeführte Hilfsmittel, und genau das gelte es zu verändern.

Trotzdem können in einigen Fällen Medikamente eine wertvolle Ergänzung zur psychologischen und ärztlichen Betreuung sein. Einige Mittel können jedoch, falsch eingesetzt, eine große Gefahr bedeuten. Da – wie immer – Wissen ein guter Weg gegen falsche Schritte ist, werden nachfolgend einige Medikamente, die im Zusammenhang mit Alkoholismustherapie von Bedeutung sind, vorgestellt. Die Aufzählung erhebt keinen Anspruch auf Vollständigkeit.

- **Antabus** bewirkt, zusammen mit Alkohol eingenommen, starke Übelkeit. Dadurch macht es Antabus Betroffenen fast unmöglich weiterzutrinken. Es hat eine Reihe von starken Nebenwirkungen und wirkt nur, solange es regelmäßig eingenommen wird. Aus diesen Gründen gibt es nur noch wenige Ärzte, die Antabus verschreiben. In seltenen Fällen kann ein Einsatz für begrenzte Zeit sinnvoll sein.
- **Acamprosat** (Handelsname: Campral) ist ein relativ neues Medikament, über das umfangreichere Studien gerade erst veröffentlicht wurden. Es schaltet sich in die chemischen Vorgänge im Gehirn ein und vermindert das Verlangen nach Alkohol. Es beeinflußt allerdings nicht die Entzugserscheinungen oder die Wirkung des Alkohols. Weil es den »Saufdruck« nimmt, wird es als Anti-Craving-Mittel bezeichnet (craving = gieriges Verlangen). Campral scheint geeignet zu sein, eine Zeitlang die schwierige Phase nach einer Therapie zu unterstützen.
- **Distraneurin** ist definitiv kein Medikament, das Alkoholprobleme behebt. Es verhindert allerdings zuverlässig die gefürchtetsten Begleiterscheinungen beim Alkohol*entzug*. Zur Behandlung des Deliriums hat es sich seit Jahren bewährt. Allerdings hat es starke Nebenwirkungen und ein sehr hohes Suchtpotential. Wer es über Wochen einnimmt, läuft große Gefahr, von Distraneurin abhängig zu werden. Deswegen darf es niemals ambulant – d. h. nicht im Krankenhaus – verabreicht oder verschrieben werden. Vor allem zusammen mit Alkohol eingenommen ist Distraneurin lebensgefährlich.
- **Aspirin** ist als Schmerzmittel geeignet, die Symptome von Kater und Entzug zu vermindern. Wer allerdings Aspirin

(oder andere Schmerzmittel) regelmäßig benutzt, um Nebenwirkungen von übermäßigem Alkoholkonsum zu unterdrücken, wird verführt, immer mehr zu trinken. Außerdem läßt sich die Einnahme von Aspirin nicht wesentlich steigern, da dann die Magenschleimhaut angegriffen wird. Ein Mittel gegen Alkoholismus ist es nicht.
- **Benzodiazepine** (wie Valium, Tavor, Diazepam oder Lexotanil) sind starke Beruhigungsmittel mit einem hohen Suchtpotential. Zusammen mit Alkohol ist ihre Wirkung noch stärker, und sie können in sehr kurzer Zeit abhängig machen – mit den typischen Symptomen von Abhängigkeit wie Toleranzentwicklung und Entzugserscheinungen. Trotzdem werden sie manchmal eingesetzt, um Alkoholprobleme zu bekämpfen. Es soll sogar Ärzte geben, die Benzodiazepine bei Alkoholmißbrauch verschreiben. Außer bei starken Ängsten während des Entzugs muß man das aber als Kunstfehler bezeichnen.
- **Neuroleptika** und **Antidepressiva** sind Psychopharmaka zur Behandlung sehr unterschiedlicher psychischer Störungen. Wer Alkohol trinkt, um psychische Probleme zu überdecken, ist im Einzelfall ggf. besser beraten, auf diese Mittel zurückzugreifen als auf Alkohol. Ob ein solches Medikament in Frage kommt und welches ggf. geeignet ist, kann nur eine ärztliche und psychologische Untersuchung klären.

8

Gibt es »kontrolliertes Trinken«?

Peter, 34: *»Ich habe schon gemerkt, daß es so nicht weitergeht. Sogar eine Kur habe ich ins Auge gefaßt! Hauptsache, es kommt wieder alles in Ordnung und ich kann danach wieder ohne Nebenwirkungen trinken! Halt ein bißchen weniger – oder keine scharfen Sachen mehr! Aufhören wollte ich nie. Dafür hat mir Saufen viel zuviel bedeutet. Ich wollte nur wieder in Frieden mit dem Alkohol leben. Dafür war ich allerdings bereit, alles zu tun.«*

Irgendwann hat jeder Alkoholkranke schon einmal den Wunsch gehabt, an seiner Situation etwas zu verändern. Irgendwann hat er es auch sicher schon einmal versucht – wahrscheinlich mit sehr bescheidenem Erfolg.

Was er aus eigener Kraft probiert, ist wahrscheinlich zuerst einmal: weniger zu trinken – z. B. nur noch drei Drinks am Tag – oder aber nur noch abends – oder nur noch Bier – oder er legt sich irgendein anderes Trinksystem zurecht. Drei Motive sind es dabei vor allem, die Betroffene antreiben, ihre Gewohnheiten zu ändern:

- Ich schade mir, meiner Gesundheit und meinem sozialen Ansehen nicht mehr.
- Ich beweise mir und anderen, daß ich kein echter Alkoholiker bzw. keine echte Alkoholikerin bin.
- Und: Ich darf weitertrinken!

Im Gegensatz dazu heißt das Ziel bei medizinischer oder psychologischer Hilfe immer Abstinenz. Also: *nichts* mehr, *nie* mehr Alkohol! Egal, ob nach einer Kur, einer Therapie oder nach dem Entzug mittels medikamentöser Behandlung.

Der Wunschtraum der meisten Alkoholiker ist es allerdings anfangs fast immer, weitertrinken zu können, wieder zurück zum »normalen Trinken« zu kommen.

Weil der Kontrollverlust als Leitsymptom des Alkoholismus gilt, hat sich für das »Trinken mit System« der Begriff »kontrolliertes Trinken« eingebürgert. Kontrolliertes Trinken heißt demnach: wieder ohne Zwang trinken zu können, wann man will, und ebenso wieder aufhören zu können, wann man will. Und es heißt: wieder trinken zu können, ohne seine Gesundheit und seinen gesellschaftlichen Status zu gefährden. Die zurückerlangte Kontrolle wird dabei als Beweis für »normales Trinken« gewertet.

Doch schon der Ausdruck »kontrolliertes Trinken« verrät, daß es sich um kein »normales« Trinkverhalten handelt. Gesunde Menschen müssen ihren Alkoholkonsum nicht kontrollieren! Sie trinken »normal«.

Da für Alkoholikerinnen und Alkoholiker die gewünschte Wirkung der Rausch und nicht der Genuß ist, werden sie dieses Ziel immer wieder anstreben. Und das ist längerfristig ohne Dosissteigerung und Entzugssymptome nicht möglich. Außerdem hat sich bei ihnen eine Art »Suchtgedächtnis« gebildet, das sie bei jedem neuen Kontakt mit der Droge an vergangene Räusche und das damit verbundene alte Verhalten erinnert. Dieses »Zupfen am Ärmel« kann so eindringlich und heimtückisch sein, daß es sogar auftaucht, wenn ein trockener Alkoholiker »alkoholfreies« Bier konsumiert. (Deshalb kann vor einem solchen Verhalten auch nur gewarnt werden.)

Eine interessante Frage wird in diesem Zusammenhang manchmal gestellt:

Warum zahlen alle Krankenkassen und Versicherungsanstalten in Deutschland bei der Diagnose Alkoholkrankheit nur die Behandlung mit dem Ziel *Abstinenz?* Wären Wege zum »kontrollierten Trinken« nicht erfolgversprechender, schneller und einfacher? Und würden diese Therapieformen nicht eine Menge Geld sparen?

Die Antwort auf dieses Fragenbündel fällt eindeutig aus: Alle Erfahrungen und Statistiken sprechen gegen »kontrolliertes Trinken«! Meist ist es nur eine Frage der Zeit, wann die gesetzten Ziele überschritten oder dem aktuellen Konsum angepaßt werden. Es ist eine Eigenschaft der Abhängigkeit, daß die Toleranz für das Suchtmittel steigt und die Menge immer weiter erhöht werden muß. Die magische Grenze von 60 bzw. 20 g pro Tag ist für nahezu alle Menschen mit Alkoholproblemen schlichtweg Utopie.

9

Wie ist das mit Rückfällen?

Wer sich in eine Alkoholismustherapie begibt, stößt immer wieder auf bestimmte Ausdrücke und lernt auch einige neue Begriffe kennen.

»Nasses Verhalten« ist ein Beispiel dafür. Es bezeichnet das »unbeabsichtigte« Aufsuchen von Situationen und Reizen, die mit dem Trinken zusammenhängen. Auch an dem Ausdruck »Rückfall« kommen Therapiewillige nicht vorbei. Neben der Bearbeitung von Problemen zählen »Leberwerte«, »Kontrollverlust« und »Rückfälle« zu den häufigsten Gesprächsthemen in Suchtkliniken.

Heinrich, 38: »*Es ging mir nach der Therapie richtig gut. Alles schien mir wieder zu gelingen. Und ich war sicher, nie wieder zu trinken. Den ersten Versuchungen habe ich auch leicht widerstanden. Irgendwann – es war eigentlich gar kein besonderer Anlaß – habe ich dann nach dem Essen so 'ne Lust auf 'nen Magenbitter gehabt ... Und es war wunderbar! Nur: Plötzlich waren die alten Gewohnheiten wieder wach! Und dazu das schlechte Gewissen! Die ganze alkoholfreie Zeit war vorbei. Ich hatte richtig mitgezählt – und nun war über ein halbes Jahr zum Teufel! Am Abend habe ich dann das schöne Gefühl noch einmal genießen wollen. War ja eh egal! Danach hat es drei Tage gedauert, und ich habe mehr getrunken, als jemals vorher! Als müßte ich alles nachholen. Und immer der Gedanke: Jetzt ist alles egal!*«

Es ist eine Tatsache, daß sich die meisten Alkoholiker nach einer Entwöhnung nicht sofort damit abfinden können, daß sie das normale Trinken verlernt haben, vor allem auch deshalb, weil das Leben nach einer Therapie ja wieder in Ordnung und unter Kontrolle ist.

Die alten Gewohnheiten bleiben jedoch, besonders in einer unveränderten Umgebung, immer im Gedächtnis. Oft vergißt der Betroffene die Folgen erneuten Alkoholkonsums nach einiger Zeit wieder. Und auch wenn er das Trinken nicht für vernünftig hält, passiert »es« doch immer wieder, am häufigsten in den ersten Wochen und Monaten nach der Kur. Aber auch noch nach zehn Jahren ist niemand vor Rückfällen gefeit.

Deshalb gehören Gespräche über Rückfälle zu jedem Therapieverfahren. Manche Psychologen sind der Meinung, der Rückfall »gehöre sogar dazu« und sei ein fester Bestandteil der Krankheit und ihrer Bewältigung.

Ein Rückfall kommt nie aus heiterem Himmel, sondern er kündigt sich an:

- Die zurückliegenden Schrecken und die Erinnerungen verblassen.
- Nach einer gewissen Zeit der Abstinenz taucht die Vermutung auf, es gehe vielleicht doch wieder ...
- Alte Grundannahmen über Alkoholkonsum und seine Vorteile kehren zurück.
- Die Vor- und Nachteile des Trinkens werden neu bewertet.
- Die Gedanken kreisen um das Thema Alkohol.
- Möglichkeiten zu trinken werden gedanklich durchgespielt.
- Wie aus Versehen werden Situationen, in denen Alkohol eine Rolle spielt, aufgesucht.

Es gibt Bereiche im Gehirn von Alkoholikern, die sich auch nach langer Zeit noch an die starken Emotionen beim Trinken

»erinnern« können. Schon der Genuß von geringen Mengen an Alkohol – und sogar schon der bloße Geruch oder Geschmack – weckt deshalb heftige Gefühle in ihnen. Und es fällt ihnen ungeheuer schwer, wieder aufzuhören.

Nach dem ersten Rausch setzen dann meist Schuldgefühle ein, was dazu führt, daß der Betroffene in einen Strudel gerät. Das Verhalten bei einem Rückfall wirkt nicht vernünftig und logisch. Es sind *Gefühle* und nicht der Verstand, die in so einem Moment das Handeln bestimmen.

Deshalb gilt für Alkoholiker die Regel, auch unbedeutende Mengen Alkohol und Lebensmittel, in denen Spuren von Alkohol enthalten sind, abzulehnen.

Den Rückfall als festen Teil der Krankheit zu bezeichnen heißt allerdings, ihn geradezu heraufzubeschwören – vor allem: ihn *in seiner ganzen Konsequenz* heraufzubeschwören, mit tage- oder wochenlangen exzessiven Räuschen!

Manchmal ist sicher der Begriff »Ausrutscher« besser geeignet. Natürlich ist das nur ein anderes Wort – aber vielleicht eröffnet dieser Ausdruck (der Rückfälle nicht verharmlosen soll!) die Möglichkeit, schneller zurückzukommen.

10

Ist Alkoholismus heilbar?

Die Frage »Ist Alkoholismus heilbar?« ist eigentlich ganz einfach und eindeutig zu beantworten: »Nein, Alkoholismus ist *nicht* heilbar!« Sätze wie »Ich war früher Alkoholiker« oder »Ich trinke nichts mehr, ich bin geheilt« sind deshalb falsch.
    Das ist allerdings für Betroffene eine sehr schwer verdaubare Tatsache.
    Stellen Sie sich vor, Sie hätten jahrelang getrunken! Sie hätten nicht gerade wenig getrunken, aber der Alkohol hätte Ihnen geholfen! Vielleicht hat er Sie besser einschlafen lassen oder Probleme verdeckt, die unerträglich waren. Vielleicht haben Sie von anderen gelernt, daß Alkohol einfach »dazugehört«. Vielleicht war er Ihre heimliche Medizin. Auf jeden Fall ist er Ihr langjähriger treuer Begleiter gewesen.
    Irgendwann sind die Nachteile des Alkoholkonsums aber nicht mehr wegzureden gewesen. Alleine haben Sie es nicht geschafft; und so entschlossen Sie sich, fremde Hilfe in Anspruch zu nehmen.
    Und dann kommt die erste Horrormeldung: Sie sind alkoholabhängig! Süchtig! Alkoholiker(in)! Auch wenn Sie es gewußt oder geahnt haben – das trifft Sie hart! Denn diese Krankheit ist auch eine Kränkung! Aber Sie nehmen es hin und entscheiden sich für eine Therapie.
    Und dann kommt die zweite Horrormeldung: Alkoholismus ist unheilbar!! Fast unmöglich erscheint es vielen da, die

Therapie überhaupt zu beginnen und durchzustehen. Und der Rückfall scheint nur eine Frage der Zeit, liegt der Alkohol doch immer wieder zum Greifen nahe.

Aber auch, wenn Alkoholismus nicht heilbar ist, kann die Krankheit zum Stillstand gebracht werden! Der erste Schritt dabei ist immer der **Wunsch nach Veränderung**. Er ist notwendig, aber nicht ausreichend. Erst die Erkenntnis, krank zu sein, eröffnet meist die Möglichkeit, den Konsum zu beenden. Ob zu Hause (»kalter Entzug«, wie die Betroffenen das nennen) oder in einer Klinik, spielt dabei häufig keine große Rolle.

Und dann benötigt der Abhängige meist fremde **Hilfe**. Auch hier spielt es oft keine entscheidende Rolle, ob das eine Selbsthilfegruppe, ein Arzt oder eine Therapie ist. Häufig sind einige Rückfälle – oder »Ausrutscher« – nötig, bis die Erkenntnis siegt: »Ich kann einfach nicht mehr! Und ich kann nicht so weitermachen!«

Und danach gilt: Es reicht nicht, einfach nur mit dem Trinken aufzuhören! Es gab Gründe und Ursachen, warum Sie getrunken haben. Und solange die nicht beseitigt oder verändert und bewältigt sind bzw. solange *Sie selbst* Ihr Leben nicht entsprechend geändert haben, kommt die Sucht wieder! Sie selbst müssen ein **neues Lebenskonzept** finden und umsetzen.

Es ist unbeschreiblich schwer, sich auch nur vorzustellen, ein ganzes Leben lang keinen Alkohol mehr zu trinken. Und es ist wahrscheinlich auch nicht gerecht, Alkoholiker geworden zu sein. Bei den Anonymen Alkoholikern lauten die beiden wichtigsten Grundsätze: »Laß das erste Glas stehen!« und: »Bleib 24 Stunden trocken!«. Und sie bekennen sich dazu, daß sie dem Alkohol gegenüber machtlos sind. Es ist sicherlich nicht jedermanns Sache, so etwas zu denken, aber es funktioniert bei vielen.

Wer das Gefühl hat, er könne die Märchenwelt der täglichen Umnebelung verlassen, hat die Chance auf ein angenehmes und langes Leben mit bedeutend weniger Sorgen – Sorgen, die ohne Alkohol gut zu ertragen sind. Der Krankheit die Stirn zu bieten ist ein klares Ziel. Wer den Kampf nicht nur aufnimmt, sondern auch gewinnt, hört auf zu trinken und beginnt ein neues Leben. Nur handeln muß er! Grübeln und Trinksysteme führen nie zum Ziel! Veränderung ist dabei der Weg – der Weg zu langfristiger und zufriedener Nüchternheit.

Lesehinweise (Auswahl)

Aktion Psychisch Kranke [Hrsg.]: **Innovative Behandlungsstrategien bei Alkoholproblemen.** Frühe Interventionen in der medizinischen Basisversorgung und ambulante Entgiftung. Freiburg (Lambertus), 1997.

Alkämper, Barbara: **Alkoholiker in Selbsthilfegruppen.** Struktur der Gruppen – Verhältnis zum Hausarzt. Frankfurt am Main (Haag + Herchen), 1985.

Antons, Klaus/Wolfgang Schulz: **Normales Trinken und Suchtentwicklung.** Theorie und empirische Ergebnisse interdisziplinärer Forschung zum sozialintegrierten Alkoholkonsum und süchtigen Alkoholismus. 2 Bde. Göttingen (Hogrefe), o. J.

Arenz-Greiving, Ingrid: **Abhängig vom Alkohol?** Wege aus einer Krankheit – Ein Ratgeber für Betroffene und Angehörige. Freiburg (Lambertus), 2. Aufl. 1998.

Aßfalg, Reinhold: **Alkoholabhängigkeit und ihre Überwindung.** Ein Weg aus der Sackgasse. Wuppertal (Blaukreuz), 2. überarb. Aufl. 1994.

Aßfalg, Reinhold: **Die heimliche Unterstützung der Sucht.** Co-Abhängigkeit. Geesthacht (Neuland), 2. Aufl. 1993.

Bach, George R./Ronald M. Deutsch: **Pairing.** Intimität und Offenheit in der Partnerschaft. Reinbek (Rowohlt), 1979.

Bach, George R./Peter Wyden: **Streiten verbindet.** Spielregeln für Liebe und Ehe. Frankfurt am Main (Fischer), 14. Aufl. 1997.

Beattie, Melody: **Die Sucht, gebraucht zu werden.** München (Heyne), 1996.

Beattie, Melody: **Mut zur Unabhängigkeit.** Wege zur Selbstfindung und inneren Heilung. Das Zwölf-Schritte-Programm. München (Heyne), 1992.

Beattie, Melody: **Unabhängig sein.** München (Heyne), 1990.

Becker, Hartmut: **Ab jetzt Nichtraucher.** Leben ohne den blauen Dunst. Bindlach (Gondrom), 1999.

Becker, Hartmut: **Aktion Nichtraucher!** Wege zur Suchtüberwindung. Marburg (Becker), 1995.

Berg, Insoo K./Scott D. Miller: **Kurzzeittherapie bei Alkoholproblemen.** Ein lösungsorientierter Ansatz. Heidelberg (Carl-Auer-Systeme), 3. Aufl. 1998.

Berger, Herbert/Aldo Legnaro/Karl H. Reuband [Hrsg.]: **Alkoholkonsum und Alkoholabhängigkeit.** Stuttgart (Kohlhammer), 1980.

Berger, Herbert/Aldo Legnaro/Karl-H. Reuband [Hrsg.]: **Frauenalkoholismus.** Entstehung, Abhängigkeit, Therapie. Stuttgart (Kohlhammer), 1982.

Berne, Eric: **Spiele der Erwachsenen.** Psychologie der menschlichen Beziehungen. Reinbek (Rowohlt), 1970, o. J.

Beutel, Martin/Bundesverband für stationäre Suchtkrankenhilfe »buss« e. V. [Hrsg.]/Martin Beutel u. a.: **Medikamentöse Behandlung der Alkoholkrankheit.** Geesthacht (Neuland), 1998.

Biologie Sekundarstufe I. Nikotin – Alkohol. München (pb), 1988.

Brammer, Helmut: **Die Rückkehr der Verantwortung.** Alkoholismustherapie in 3 Wochen. Marburg (Becker), 1998.

Braun, Stephen: **Der alltägliche Kick.** Von Alkohol und Koffein. Basel (Birkhäuser), 1998.

Bremer, Barbara: **Die Bedeutung der Selbstachtung im Genesungsprozess bei Alkoholikerinnen.** Annäherungen an einen allzu vertrauten Begriff. Pfaffenweiler (Centaurus), 1998.

Buch, Detlef: **Innovative ambulante Alkoholismustherapie.** Das Modell einer qualifizierten ambulanten Entgiftung. Hamburg (Kovac), 1998.

Bundesverband für stationäre Suchtkrankenhilfe (»buss«) e. V. [Hrsg.]: **Verzeichnis der Fachkliniken für Suchtkranke** einschließlich Akut- und Entwöhnungsstationen sowie Einrichtungen der komplementären Versorgung. Kassel (NICOL), 24. überarb. und erw. Aufl. 1996.

Die Herausforderung. Al-Anon stellt sich dem Alkoholismus. Von Al-Anon Familiengruppen. Pfaffen-Schwabenheim (Fiedler), 1988.

Dietze, Klaus/Manfred Spicker: **Alkohol – kein Problem?** Suchtgefahren erkennen – Richtig handeln. Frankfurt (Campus), 1997.

Doll, Antje: **Endlich reden.** Frauen von alkoholabhängigen Männern berichten. München (Piper), 1992.

Engel, Lewis/Tom Ferguson: **Unbewußte Schuldgefühle.** Zürich (Kreuz), 3. Aufl. 1994.

Fachverband Sucht e. V. [Hrsg.]/Karl. H. Bönner/Wilhelm Feuerlein/Joachim Körkel u. a.: **Ambulante und stationäre Suchttherapie.** Möglichkeiten und Grenzen. Geesthacht (Neuland), 1993.

Felten, Michael: **Was haben vom Leben – aus dem Leben was machen.** Und warum das mit Alkohol und Drogen nicht geht. Bern (Blaukreuz), 1995.

Feuerlein, Wilhelm/Heinrich Küfner/Michael Soyka: **Alkoholismus – Missbrauch und Abhängigkeit.** Entstehung – Folgen – Therapie. Stuttgart (Thieme), 5. überarb. u. erw. Aufl. 1998.

Feuerlein, Wilhelm: **Alkoholismus.** Warnsignale – Vorbeugung – Therapie. München (Beck), 2. durchges. Aufl. 1997.

Feuerlein, Wilhelm/Franz Dittmar/Michael Soyka: **Wenn Alkohol zum Problem wird.** Hilfreiche Informationen für Angehörige und Betroffene. Stuttgart (TRIAS), 4. Aufl. 1999.

Franz, Heinz J.: **Auf dem Weg in die alkoholabhängige Gesellschaft?** Ein Report zum Thema Konsum, Abhängigkeit, Prävention. Konstanz (Hartung-Gorre), 1995.

Frei geworden. Lebensberichte von Frauen und Männern. Wuppertal (Blaukreuz), 1986.

Geisbühl, Wolfgang: **Alkoholprobleme im Betrieb.** Ein Ratgeber. Freiburg (Lambertus), 2. überarb. Aufl. 1993.

Giesekus, Ulrich: **Wenn Helfen nicht mehr hilft.** Chancen für Mitbetroffene. Haan (Brockhaus), 1992.

Giesekus, Ulrich: **Wenn Sucht das Leben blockiert.** Wie man helfen kann. Haan (Brockhaus), 1999.

Gritschke, Norbert: **Durch alle Höllen.** Baltmannsweiler (Schneider), 1994.

Gross, Werner: **Hinter jeder Sucht ist eine Sehnsucht.** Die geheimen Drogen des Alltags. Rosegg (Vospernik, Karl Keryx Film), 3. Aufl. 1997.

Gross, Werner: **Sucht ohne Drogen.** Arbeiten, Spielen, Essen, Lieben. Frankfurt am Main (Fischer), 5. Aufl. 1995.

Gross, Werner: **Was ist das Süchtige an der Sucht?** Geesthacht (Neuland), 1992.

Hägerbäumer, Hermann: **Rückfall – was nun?** Chancen für Alkoholabhängige und ihre Umgebung. Wuppertal (Blaukreuz), 1998.

Hannes, Ralph: **Wenn Trinken zum Problem wird.** Alkoholprobleme lösen. Bern (Huber), 1996.

Hänsel, Dietmar: **Wie Alkoholabhängigkeit entsteht.** Ist Suchterkrankung vorprogrammiert? Wo liegen die Wurzeln der Sucht? Wuppertal (Blaukreuz), 2. Aufl. 1989.

Harris, Amy B./Thomas A. Harris: **Einmal o.k. – immer o.k.** Transaktionsanalyse für den Alltag. Reinbek (Rowohlt), 1990.

Harris, Thomas A.: **Ich bin o.k. Du bist o.k.** Wie wir uns selbst besser verstehen und unsere Einstellung zu anderen verändern können. Eine Einführung in die Tranksaktionsanalyse. Reinbek (Rowohlt), 1975.

Harsch, Helmut: **Alkoholismus.** Schritte zur Hilfe für Abhängige, deren Angehörige und Freunde. Gütersloh (Gütersloher Verlagshaus), 5. Aufl. 1993.

Harsch, Helmut: **Hilfe für Alkoholiker und andere Drogenabhängige.** Gütersloh (Gütersloher Verlagshaus), 1976, 9. Aufl. 1993.

Heeg, Christine: **Mein Mann, der Alkoholiker.** Eine wahre Geschichte. Marburg (Becker), 1996.

Heiniger, Werner: **Alkoholabhängigkeit – eine Lebenschance?** Bern (Blaukreuz), 1992.

Herter, Andreas: **Da haut's mich um ... oder ... was die meisten über Alkohol nicht wissen.** Verhaltenstherapeutische Anweisung zum Wiedererhalt der Fahrerlaubnis. Hannover (Herter/Dr. CADDY), 1992.

Hoffmann, Alexander/Erika Walch-Heiden: **Endlich frei von Alkohol.** Rat und Hilfe für Angehörige und Betroffene. Heidelberg (Umschau Braus), 1999.

Holenstein, Peter: **Die Innenseite der Schuld.** Die Lebensgeschichte eines Alkoholikers. Kappel am Albis (H & H), 3. Aufl. 1990.

Holzinger, Hubert: **Alkoholismus – ein Ratgeber für Betroffene und Angehörige.** Frage nicht, wem die Glocke schlägt, sie schlägt Dir (John Donne). Berlin (Holzinger), 1987.

Horie, Michiaki/Hildegard Horie: **Wenn Vorbilder trügen. Abhängigkeiten als Mitgestalter unseres Lebens.** Haan (Brockhaus), 1992.

Hüllinghorst, Rolf/Katja Hoffman: **Alkohol-Probleme: So können Sie helfen.** Wann wird die Gewohnheit zur Sucht? Tips für Angehörige, Freunde und Kollegen. Dauerhaft trocken: Was Sie dazu beitragen können. Stuttgart (TRIAS), 1998.

Juhnke, Harald: **Alkohol ist keine Lösung.** Starnberg (Schulz), 1982.

Katz, Fritz/Bertram Dittmar/Heinz Klement: **Alkoholismus – Hilfe ist möglich.** Ursachen – Auswirkungen – Fragen an die Gesellschaft. Wuppertal (Blaukreuz), 7. Aufl. 1995.

Kaufman, Edward/Pauline Kaufman [Hrsg.]: **Familientherapie bei Alkohol- und Drogenabhängigkeit.** Freiburg (Lambertus), 3. Aufl. 1992.

Klein, Hans: **Beratungsgespräche mit Angehörigen von Alkoholabhängigen.** Wie Angehörige sinnvoll helfen können. Wuppertal (Blaukreuz), 3. Aufl. 1993.

Klein, Hans: **Der Alkoholabhängige und seine Helfer.** Begleiten, betreuen – Möglichkeiten und Grenzen von zwei Grundhaltungen in der Suchtkrankenhilfe. Wuppertal (Blaukreuz), 1990.

Klein, Hans: **Kontrolliert trinken?** Kontrolliert trinken können – ein erstrebenswertes Ziel für Alkoholkranke? Ein lohnendes Therapieziel? Wuppertal (Blaukreuz), 2. Aufl. 1989.

Klein, Hans: **Kontrollverlust – Verborgenes Symptom der Sucht.** Erklärungsversuch bei Alkoholismus und anderen Suchtformen. Wuppertal (Blaukreuz), 2. überarb. u. erw. Aufl. 1993.

Klein, Hans: **Leidensdruck als Chance zur Wende.** Einsicht gewinnen – Veränderung zulassen. Wuppertal (Blaukreuz), 1997.

Klein, Hans: **Sie trinken jetzt nicht mehr, aber ...** Beratungsgespräche mit Angehörigen von ehemals Alkoholabhängigen. Wuppertal (Blaukreuz), 3. Aufl. 1995.

Koch-Heim, Alfred: **Hallo, Ich bin es, Euer Alkohol.** Ossiach (Orasch, Verlag nous Überleben), 1993.

Kohl, Walter: **Katzengras.** Die Geschichte eines Alkoholikers. Steyr (Ennsthaler), 1993.

Köhnlechner, Manfred: **Alkohol – Droge Nr. 1.** München (Herbig), 1982.

Kömpel, Ilse: **Goodbye, Robin.** Ein Weg aus der Droge. München (Universitas), 1997.

Kornberger, Frank C.: **Bruder Alkohol.** Die Evolution frißt ihre Kinder. Wien (Monte Verita), 2. Aufl. 1983.

Kryspin-Exner, Kornelius/A. Springer/Ilse Demel: **Alkoholismus und Drogenabhängigkeit.** Berlin (Blackwell), 1976.

Lambrou, Ursula: **Familienkrankheit Alkoholismus.** Im Sog der Abhängigkeit. Reinbek (Rowohlt), 1990.

Lambrou, Ursula: **Helfen oder aufgeben?** Ein Ratgeber für Angehörige von Alkoholikern. Reinbek (Rowohlt), 1996.

Landesstelle gegen die Suchtgefahren in Baden-Württemberg d. Liga

d. freien Wohlfahrtspflege [Hrsg.]/Dietmar Czycholl/Hasso Spode/ Arno Gruen u. a.: **Elixiere des Teufels.** Die »Erfindung« der Suchtkrankheit. Stuttgart (Süddeutsche Hilfsgemeinschaft der LIGA der freien Wohlfahrtspflege in Baden-Württemberg e. V.), 1997.

Lask, Karl: **Der Kuss der Selene.** Frauen von Alkoholabhängigen machen Mut. Wuppertal (Blaukreuz), 3. Aufl. 1998.

Lask, Karl: **Wir brechen das Schweigen.** Kinder von Alkoholabhängigen wecken Hoffnung. Wuppertal (Blaukreuz), 1992.

Lehmann, Andreas/Wolfgang Gruner: **Abhängig vom Alkohol?** Wege aus einer Krankheit. Ein Ratgeber für Betroffene, Gefährdete und Angehörige. Freiburg (Lambertus), 6. überarb. Aufl. 1989.

Lenfers, Henner: **Alkohol am Arbeitsplatz.** Entscheidungshilfen für Führungskräfte. Neuwied (Luchterhand), 2. neubearb. Aufl. 1993.

Loosen, Werner: **Alkoholabhängig – durch Zufall?** Im Rückblick sieht man klarer. Wuppertal (Blaukreuz), 1983.

Lunkenheimer, H. U.: **Kurzzeittherapie für Alkoholkranke** – Behandlungsergebnisse, Kostenersparnis und internationale Erfahrungen. Berlin (Schmidt), 3. Aufl. 1979.

Mall, Georg: **Alkoholprobleme im Betrieb sicher lösen.** Den alkoholkranken Mitarbeitern helfen – den Alkoholmißbrauch im Betrieb vermeiden. Renningen (expert), 1993.

Mellody, Pia: **Verstrickt in die Probleme anderer.** Über Entstehung und Auswirkung von Co-Abhängigkeit. München (Kösel), 4. Aufl. 1998.

Mellody, Pia/Andrea W. Miller: **Wege aus der Co-Abhängigkeit.** Ein Selbsthilfebuch. München (Kösel), 3. Aufl. 1997.

Merkle, Rolf: **Ich höre auf, ehrlich.** Ein praktischer Ratgeber für Betroffene und Angehörige. Mannheim (PAL), 6. Aufl. 1996.

Mühlbauer, Helmut: **Kollege Alkohol.** Betreuung alkoholgefährdeter Mitarbeiter. München (Kösel), erw. Neuaufl. 1998.

Neuber, Hans P.: **Sucht und Abhängigkeit – am Beispiel des Alko-**

holismus oder Sucht nach Leben – die Suche nach dem Sinn. Ein biographisch gefärbter Ratgeber für Interessierte, Betroffene und Angehörige, geschrieben von einem »trockenen« Alkoholiker. Fürth (Neue Dimension), 2. vollst. überarb. Aufl. 1993.

Neuendorff, Steffen-Luis/Jürgen Schiel: **Al-Anon – Selbsthilfe für Angehörige von Alkoholkranken.** Frankfurt am Main (Fischer), 1985.

Neuendorff, Steffen-Luis/Jürgen Schiel: **Die Anonymen Alkoholiker.** Portrait einer Selbsthilfeorganisation. Weinheim (Beltz), 2. überarb. u. erw. Aufl. 1989.

Neumann, Klaus D./Wolfgang Weirauch: **Kulturvergiftung – Alkohol.** Flensburg (Flensburger Hefte), 2. veränd. Aufl. 1991.

Norwood, Robin: **Wenn Frauen zu sehr lieben.** Die heimliche Sucht, gebraucht zu werden. Reinbek (Rowohlt), 1986, 1991.

Parker, Christina B.: **Ich weiche nicht mehr aus.** Leben mit einem alkoholabhängigen Partner. Wuppertal (Blaukreuz), 2. Aufl. 1998.

Patterson, Meg: **Der sanfte Entzug.** Ein neues biomedizinisches Verfahren. Stuttgart (Klett-Cotta), 1992.

Petry, Jörg [Hrsg.], bearb. v. Beate Ness/Götz Bayer u. a.: **Alkoholismus.** Kulturhistorische, psychosoziale und psychotherapeutische Aspekte. Geesthacht (Neuland), 1998.

Rehm, Willy [Hrsg.], in Zusammenarbeit mit Wilhelm Feuerlein/Herbert Feser/Helmut Kampe/Willy Rehm: **Alkoholkonsum – Alkoholmissbrauch.** Dokumentation. Ulm (Süddeutsche Verlagsgesellschaft), 11. Aufl. 1987.

Rennert, Monika: **Co-Abhängigkeit.** Was Sucht für die Familie bedeutet. Freiburg (Lambertus), 2. Aufl. 1990.

Riegas, Volker: **Alkoholprobleme – ein Ratgeber für Angehörige und Betroffene.** München (Humboldt), 1997.

Rienecker, Ernst/Sabine Werther: **... dann fange ich ein neues Leben an.** Geschichte einer Befreiung. Wuppertal (Blaukreuz), 3. Aufl. 1992.

Rieth, Eberhard: **Alkoholismus – eine Krankheit?** Gießen (Brunnen), 3. Aufl. 1994.

Rieth, Eberhard: **Alkoholkrank?** Eine Einführung in die Probleme des Alkoholismus für Betroffene, Angehörige und Helfer. Wuppertal (Blaukreuz), 12. Aufl. 1996.

Rieth, Eberhard: **Liebe am Ende – Ehe am Ende?** Wuppertal (Blaukreuz), 3. Aufl. 1998.

Rieth, Eberhard: **Ist Alkoholismus eine Krankheit?** Wuppertal (Blaukreuz), 3. überarb. Aufl. 1991.

Rieth, Eberhard: **Was hilft dem Suchtkranken: Seelsorge, Therapie, Soziologie?** Gegensätzliche Konzepte – unterschiedliche Meinungen – abweichende Zielsetzungen. Ist ein Miteinander trotzdem möglich? Wuppertal (Blaukreuz), 1987.

Robertson, Nan: **Die Anonymen Alkoholiker.** Der erfolgreiche Weg aus der Sucht. Ein Insiderbericht. Oberursel (Zwölf & Zwölf), 1995.

Rudolf, Heidi: **Zufrieden? – Was heißt schon zufrieden?** Eine empirische Studie zur Lebensqualität alkoholabhängiger Frauen. Regensburg (Roderer), 1998.

Ruthe, Reinhold/Peter Glöckl: **Alkohol in Ehe und Familie.** Was die Familie tun kann. Wuppertal (Blaukreuz), 1995.

Sander, Stefan: **Süchtig und Co.** Co-Abhängigkeit im Familiensystem. Wuppertal (Blaukreuz), 1993.

Schaef, Anne Wilson: **Co-Abhängigkeit.** München (Heyne), 1992.

Schaef, Anne Wilson: **Im Zeitalter der Sucht.** Wege aus der Abhängigkeit. München (dtv), Neuaufl. 1993.

Schäfer, Jürgen: **Alkohol und Arbeitsverhältnis.** Zur rechtlichen Bewältigung alltäglicher Probleme. Frankfurt am Main (Lang), 1996.

Schmidt, Lothar: **Alkoholkrankheit und Alkoholmißbrauch.** Definition – Ursachen – Folgen – Behandlung – Prävention. Stuttgart (Kohlhammer), 1986, 4. überarb. u. erw. Aufl. 1997.

Schmieder, Arnold: **Alkohol & Co.** Mitgefangen in der Sucht: Sich aus der Verstrickung lösen. Stuttgart (TRIAS), 1992.

Schneider, Ralf: **Die Suchtfibel.** Informationen zur Abhängigkeit von Alkohol und Medikamenten für Betroffene, Angehörige und Interessierte. Baltmannsweiler (Schneider), 12. überarb. Aufl. 1998.

Schulz von Thun, Friedemann: **Miteinander reden 1.** Störungen und Klärungen. Allgemeine Psychologie der Kommunikation. Reinbek (Rowohlt), 1981, 1994.

Schulz von Thun, Friedemann: **Miteinander reden 2.** Stile, Werte, und Persönlichkeitsentwicklung. Differentielle Psychologie der Kommunikation. Reinbek (Rowohlt), 1989, 1994.

Schulz von Thun, Friedemann: **Miteinander reden 3.** Das »innere Team« und situationsgerechte Kommunikation. Reinbek (Rowohlt), 1998.

Schwäbisch, Lutz/Martin Siems: **Anleitung zum sozialen Lernen für Paare, Gruppen und Erzieher.** Kommunikations- und Verhaltenstraining. Reinbek (Rowohlt), 1974, 1994.

Spode, Hasso: **Alkohol und Zivilisation.** Berauschung, Ernüchterung und Tischsitten in Deutschland bis zum Beginn des 20. Jahrhunderts. Berlin (tara), 1991.

Strähler, Wolfgang: **Droge Alkohol.** Helfen statt verheimlichen. Köln (Bund), 1993.

Stufen des Alkoholismus. Nach Jellinek, E. M. Bearb. v. Burmester, Jens. Geesthacht (Neuland), 6. Aufl. 1995.

Südstern, Peter von: **Mein Name ist Peter, ich bin Alkoholiker.** Lebensbericht eines trockenen Süchtigen. Paderborn (Snayder), o. J.

Teske, Klaudia: **Wie erleben Kinder die Alkoholabhängigkeit in der Familie.** Eschborn (Klotz), 1994.

Vogt, Irmgard: **Alkoholikerinnen.** Eine qualitative Interviewstudie. Freiburg (Lambertus), 2. überarb. Aufl., 1994.

Vogt, Irmgard/Klaudia Winkler [Hrsg.]: **Beratung süchtiger Frauen.** Konzepte und Methoden. Freiburg (Lambertus), 1996.

Wallburg, Hans D.: **Endlos schien die Nacht.** Der Bericht eines Alkoholkranken. Wuppertal (Blaukreuz), 1983.

Wallburg, Hans D.: **Nachtfrost.** Tagebuch eines Alkoholrückfalls. Frankfurt am Main (Fischer), 1993.

Ward, Yvonne: **Ein Fläschchen in Ehren.** Frauen und Alkohol. München (Heyne), 1996.

Wehmeier, Klaus D. [Hrsg.]: **Trocken und clean.** Süchtige berichten. Frankfurt am Main (Fischer), 1993.

Weikert, Annegret/Wolfgang Weikert: **Wenn Männer zuviel trinken.** Frauen lernen, mit Alkoholproblemen in der Beziehung umzugehen. München (Goldmann), 1995.

Weinbrenner, Wilhelm: **Das rechte Maß.** Risikofaktor Alkohol. Handbuch für Gesunde und Gefährdete. München (Ehrenwirth), 1991.

Werner, Gunda: **Teufels Zeug.** Stationen einer Trinkerin. München (Piper), 1993.

Werner, Marlo: **Herr Abhängig und Frau Co?** Wenn Frauen zu »Co-Abhängigen« erklärt werden – Ein Erfahrungsbericht. Königstein (Helmer), 1994.

Werther, Sabine: **Alles für Michael.** Gratwanderung zwischen Festhalten und Loslassen. Nach den Erlebnissen und Erfahrungen von Charlotte Seibold. Wuppertal (Blaukreuz), 1995.

Willi, Jürg: **Die Zweierbeziehung.** Spannungsursachen – Störungsmuster – Klärungsprozesse – Lösungsmodelle. Analyse des unbewussten Zusammenspiels in Partnerwahl und Paarkonflikt: das Kollusionskonzept. Reinbek (Rowohlt), 1975, 1997.

Windhöfel, Klaus: **Die Angst hat mich nicht mehr im Griff.** Ein Alkoholiker gewinnt neuen Lebensmut. Wuppertal (Blaukreuz), 1991.

Wrusch, Volker: **Frauenalkoholismus und Lebenslauf.** Biographische Analysen. Münster (Lit), 1995.

Zirwes, Hans P.: **Mein Angehöriger ist alkoholkrank – wie kann ich helfen?** Geesthacht (Neuland), 5. Aufl. 1995.

Zocker, Horst: **Betrifft: Anonyme Alkoholiker.** Selbsthilfe gegen die Sucht. München (Beck), 3. aktualis. Aufl. 1997.

Bücher, die beim Verlag vergriffen sind, können Sie mit etwas Glück in öffentlichen Bibliotheken entleihen.

Nützliche Adressen

Al-Anon-Familiengruppen
Selbsthilfegruppen für Angehörige von Alkoholikern
Zentrales Dienstbüro
Emilienstr. 4
45128 Essen
Tel.: (02 01) 77 30 07

Alkoholentwöhnung Lohne
Brinkstr. 37
49393 Lohne
Tel.: (0 44 42) 92 91–0

Anonyme Alkoholiker (AA) – Interessengemeinschaft e. V.
Gemeinsames Dienstbüro
Postfach 46 02 27
80910 München
Tel.: (0 89) 3 16 95 00
Die Kontaktstellen der AA sind auch in zahlreichen deutschen Städten unter der einheitlichen Rufnummer 1 92 95 erreichbar. Die jeweilige Ortnetzkennzahl ist ggf. vor dieser Nummer zu wählen.

Anonyme Alkoholiker Schweiz
Zentrale Dienststelle
Wehntalerstr. 560
CH-8046 Zürich
Schweiz
Tel.: (01) 3 70 13 83

Anonyme Alkoholiker
Kontaktstelle
Barthgasse 5-7
A-1030 Wien
Österreich
Tel.: (01) 7 99 55 99

Blaues Kreuz in Deutschland e. V.
Bundesgeschäftsstelle
Postfach 20 02 52 · 42202 Wuppertal
Feiligrathstr. 27 · 42289 Wuppertal
Tel.: (02 02) 62 00 30

Blaues Kreuz in der Evangelischen Kirche
Bundesverband e. V.
Mathiasstr. 13
44879 Bochum
Tel.: (02 34) 9 42 22 40

Blaues Kreuz in Österreich
Seeblick 37
A-9560 Feldkirchen in Kärnten
Österreich
Tel.: (0 42 76) 56 94

Blaues Kreuz in der deutschen Schweiz
Postfach 89 57
CH-3001 Bern
Schweiz
Tel.: (0 31) 3 02 11 42

Bundesarbeitsgemeinschaft der Freundeskreise
für Suchtkrankenhilfe in Deutschland e. V.
Selbsthilfeorganisation
Kurt-Schumacher-Str. 2
34117 Kassel
Tel.: (05 61) 78 04 13

Deutsche Hauptstelle gegen die Suchtgefahren e. V.
Postfach 13 69 · 59003 Hamm
Westring 2 · 59065 Hamm
Tel.: (0 23 81) 9 01 50

Deutscher Caritasverband e. V.
VABS
Referat Besondere Lebenslagen
Postfach 420 · 79004 Freiburg
Karlstr. 40 · 79104 Freiburg
Tel.: (07 61) 20 03 63

Deutscher Guttempler-Orden (IOGT) e. V.
Adenauerallee 45
20097 Hamburg
Tel.: (0 40) 24 58 80

Gesamtverband für Suchtkrankenhilfe im Diakonischen Werk
der Evangelischen Kirche in Deutschland e. V. (GVS)
Postfach 10 13 66 · 34013 Kassel
Kurt-Schumacher-Str. 2 · 34117 Kassel
Tel.: (05 61) 10 95 70

Kreuzbund e. V.
Selbsthilfe- und Helfergemeinschaft
für Suchtkranke und deren Angehörige
Bundesgeschäftsstelle
Postfach 18 67 · 59008 Hamm
Münsterstr. 25 · 59065 Hamm
Tel.: (0 23 81) 67 27 20

Malteser Telefon
Tel.: (02 21) 9 82 22 22
(Das Malteser Telefon hat ein umfangreiches Verzeichnis von
Selbsthilfegruppen.)

Nationale Kontakt- und Informationsstelle
zur Anregung und Unterstützung
von Selbsthilfegruppen (NAKOS)
Albrecht-Achilles-Str. 65
10709 Berlin
Tel.: (0 30) 8 91 40 19

Dr. med. Helmut Brammer

Die Rückkehr der Verantwortung

Alkoholismustherapie in 3 Wochen

- Die seit 1980 erfolgreich praktizierte Kurzzeittherapie läßt sich problemlos in die Urlaubsplanung einbauen, ohne daß der Patient seinem sozialen Umfeld unnötig lange entrissen wird.
- Naturheilkundliche Heilverfahren unterstützen die Entgiftung und stellen die Leistungsfähigkeit wieder her, ohne daß es zu einer Suchtgefährdung durch Medikamente kommt.
- Alle Patienten werden in mehreren Schritten über alle wichtigen medizinischen, psychologischen und sozialen Problemfelder ihrer Krankheit informiert und ausführlich beraten.
- Individuell ausgewählte psychotherapeutische Verfahren helfen bei der Aufarbeitung der Vergangenheit, der Einschätzung der Gegenwart und der Erarbeitung von Zukunftsperspektiven. Dabei wird großer Wert auf die Wiedererlangung der Eigenverantwortung des Patienten gelegt.
- Nachsorgetermine und eine Selbsthilfegruppe stabilisieren den Rehabilitationsprozeß und beugen Rückfällen vor.
- Die Angehörigen werden in den therapeutischen Prozeß einbezogen, um soziale Aspekte der Sucht wie z. B. Co-Abhängigkeit der Bewältigung zuzuführen.

106 Seiten, ISBN 3-929480-32-8. In jeder guten Buchhandlung.

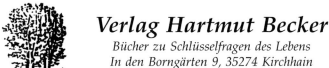

Verlag Hartmut Becker
Bücher zu Schlüsselfragen des Lebens
In den Borngärten 9, 35274 Kirchhain
Tel.: (0 64 27) 93 04 55 • Fax: (0 64 27) 93 04 57

Christine Heeg

Mein Mann, der Alkoholiker

Eine wahre Geschichte

Christine Heeg gewährt uns in ihrem Buch »**Mein Mann, der Alkoholiker**« intime Einblicke in die wahre Geschichte ihrer Ehe mit einem alkoholkranken Partner.

- Läßt sich der Punkt definieren, ab dem Alkoholkonsum gefährlich wird?
- Gibt es einen Ausweg aus dem Teufelskreis der Sucht? Und wie kann er aussehen?
- Wie können Angehörige helfen?
- Und ganz besonders wichtig: Wie können Angehörige es vermeiden, das Suchtverhalten der betroffenen Person ungewollt zu unterstützen und sich dabei selbst in eine abhängige, selbstzerstörerische Rolle (Co-Abhängigkeit) zu verstricken?

Zur Beantwortung dieser wichtigen Fragen liefert Christine Heegs authentische Schilderung einen wertvollen Beitrag, den jeder Interessierte, jeder Suchttherapeut, jeder unmittelbar Betroffene und jeder Angehörige kennen sollte.

Aufschlußreich sind auch die Parallelen zwischen der Beziehungssucht der Verfasserin und der Alkoholabhängigkeit ihres Mannes: Sie war von ihm so abhängig wie er von der Flasche.

Ein ungeheuer fesselndes, aufrüttelndes, informatives und hilfreiches Buch! 156 Seiten, ISBN 3-929480-21-2.

Verlag Hartmut Becker
Bücher zu Schlüsselfragen des Lebens
In den Borngärten 9, 35274 Kirchhain
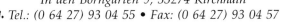Tel.: (0 64 27) 93 04 55 • Fax: (0 64 27) 93 04 57